実践に生かす
看護マネジメント

編著 城ヶ端初子
聖泉大学大学院看護学研究科教授

看護マネジメントを**3つ**の概念で捉える。

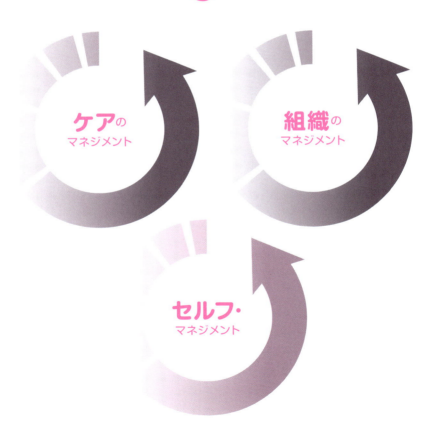

ケアのマネジメント

組織のマネジメント

セルフ・マネジメント

サイオ出版

■著者一覧

城ヶ端初子
（聖泉大学大学院看護学研究科教授）

樋口京子
（四條畷学園大学看護学部看護学科教授）

坂口桃子
（滋賀医科大学客員教授）

作田裕美
（大阪市立大学医学部看護学科教授）

はじめに

「看護管理」とは、看護の管理者になる人が学ぶものであるという印象があります。実際に歴史的に見ると、看護する人の管理が始まりであるために、今でもその傾向は色濃く残っていると考えられます。しかし、現在では、「看護管理」は管理者だけでなく、看護に責任を持つ看護職すべてに必要なことであると捉えられています。つまり、ヘルスケア・システムを動かしていくために、看護者が患者や家族（対象者）に対して看護を計画し、組織化し、支持し調整し、統制を行なうといった一連のプロセスをたどりながら行なう実践であると言えます。また、看護は対象に必要な看護を継続的に提供するために、看護職間の協働を始め、他職種と連携し協働すると共にさまざまな資源の活用が必要になります。これらの資源を維持・活用するシステムが看護管理でもあります。このように看護チームや組織を動かしていくのですが、それは、看護管理者だけの仕事ではなく、看護ケアを提供するすべての看護者の役割です。

このような視点から、本書では「看護管理」ではなく、「看護マネジメント」の用語を用いることにしました。

ここでは、看護マネジメントを大きく三つの概念で捉えています。一つは、看護職が対象者にケアを提供するために必要な「ケアのマネジメント」で、もう一つは組織の目的達成に向けて管理者としてさまざまな資源を調整・統制し、看護サービスを提供する「組織のマネジメント」です。他の一つは、看護者自らが自己管理する「セルフ・マネジメント」です。近年、チーム医療、看護ケアにおいて、看護職は業務の調整とリーダーシップ、マネジメントのできる能力が強く求められています。これらの期待に応えるためには、上記した対象者に提供される「ケアのマネジメント」を看護サービスとマネジメントの視点で捉え、目的達成に向けて管理者としてさまざまな資源を調整統制して行なう「組織のマネジメント」が必要になるのです。さらに、これらのマネジメントを円滑に行なうための「セルフ・マネジメント」も重要になります。

本書の特徴は、従来の「看護管理」の持つ、人・物・金・情報の管理という視点よりは、高いマネジメント能力を持つ看護実践者を学生時代から育てることに焦点をあてた内容で構成したところにあります。

第1章では、マネジメントの基礎的なことについて述べます。第2章では、実際に必要な能力について述べます。第3章では、基礎看護教育での取り組みを挙げ、そして、第4章において、看護ケア遂行のために求められる管理者の役割と機能を再考します。

本書がマネジメントを学習し志す看護職および看護学生の手がかりになれば幸いです。

2019年7月

城ヶ端初子

CONTENTS

はじめに …………………………………………………………………………………… 3

CHAPTER 1 看護におけるマネジメント

1. 看護マネジメントとは何か ……………………………………（城ヶ端） 8
2. 看護理論からみる看護マネジメント ……………………………（城ヶ端） 25
3. 組織マネジメントの理論 …………………………………………（城ヶ端） 31

CHAPTER 2 看護者に求められる資質・マネジメント能力

1. 看護実践に必要なマネジメント能力 ……………………………（樋口） 38
2. セルフ・マネジメント能力 ………………………………………（坂口） 60
3. 看護情報の共有・活用におけるマネジメント能力 ……（作田） 89
4. 経営に関する能力・企画力 ………………………………………（作田） 97
5. キャリア開発能力 …………………………………………………（坂口） 109
6. リーダーシップ能力 ………………………………………………（坂口） 123

CHAPTER 3 マネジメント能力を高める人材育成プログラム

1. 基礎看護教育での取り組み ………………………………………（樋口） 136

CHAPTER 4 看護ケア遂行における看護管理者の役割と機能

1. 組織のマネジメント ……………………………………（城ヶ端）152

2. 物品・薬品管理 …………………………………………（城ヶ端）156

3. 医療事故とリスク・マネジメント ……………………（城ヶ端）159

4. 災害・防災管理 …………………………………………（城ヶ端）166

おわりに ……………………………………………………………… 175

索引 …………………………………………………………………… 176

CHAPTER 1

看護における
マネジメント

　最近は看護学生や若い看護師も、看護マネジメントの必要性を理解するようになった。しかし、「看護マネジメントとは、具体的にどういうものなのか」「看護の場で、どんなふうにマネジメントが必要になるのか」と聞かれると、うまく答えられない人が多いのではないか。この章ではまず、看護マネジメントの意味や、その内容などを概観する。

1 看護マネジメントとは何か
2 看護理論からみる看護マネジメント
3 組織マネジメントの理論

1 看護マネジメントとは何か

❶「管理」と「看護管理」

■ 管理という言葉の意味 ■

　マネジメント（management）は、日本語で「管理」と訳されている。広辞苑によると、「管理」という言葉には次の3つの意味がある。

①管轄し処理すること。よい状態を保つように処置すること。取りしきること
②財産の保存・利用・改良を図ること
③事務を経営し、物的設備の維持・管轄をなすこと

　例えば、企業などはある共通の目的をもった人々が、その目的を達成するために共働するのであるが、これらの人々の各々の仕事を全体的に調整して、まとまりのある活動にしていく働きが管理なのである。つまり、管理とは管轄や調整などの意味合いを含む言葉であることがわかる。

　看護においては、従来から「看護管理」（nursing management）ということばが用いられてきた。看護管理は1961（昭和36）年のWHO西太平洋地区看護管理ゼミナールで、「看護師の潜在能力や関連分野の職員及び補助的職員、あるいは設備や環境、社会の活動等を用いて、人間の健康向上のためにこれらを系統的に適用する過程である」と定義されている。

　また日本看護協会では、看護管理を「患者や家族に看護ケア、治療への助力、安楽を与えるために看護職員が行なう仕事の過程である。看護管理者は、最良の看護を患者や家族に提供するために計画し、組織化し、支持し、調整し、統制を行なう」としている。

■「看護管理」の3つの内容 ■

　このように、看護管理には3つの内容が含まれていることがわかる。

　一つは、対象者に対して責任をもってケアを行なうために必要となるマネジメント（ケアのマネジメント）であり、もう一つは組織の目的達成に向けて資源を有効に活用し、計画し、組織化し、指揮、調整、統制を行なう活動

（組織のマネジメント）である。前者は患者一人ひとりのケアの管理であり、後者は従来の看護管理である。他の一つは自分自身のマネジメントとしてのセルフマネジメントである。

我が国では、現在、看護管理の概念も病院全体のシステムを作り、システムを動かしていくといった大きな概念で捉えられており、システムを作り動かすのは管理者だけではなく、看護師一人ひとりも参画していくというように、大きく変化してきている。従って、看護管理能力は管理者だけではなく、全ての看護師に必要な能力であると言える。

ただ、「看護管理」という言葉は歴史的背景もあって、現在でもしばしば、看護管理者が部下を統率することの意味に使われる。誤解を招くおそれもあるので、本書では「看護管理」ではなく「看護マネジメント」の言葉を用いたい。

❷ 一般的なマネジメントの理解

マネジメントとは組織の中で、ある目的を達成するために指揮・統制を図りながら人々に働きかけ、共働へと導いていく活動である。つまり、組織内で共働する人々の業務を全体的に調整しながら、まとめあげていく活動であると考えればよい。

マネジメントの活動には、計画（planning）、組織化（organizing）、指揮（commanding）、調整（adjustment）、統制（controlling）のプロセス（過程）がある（図1-1）。これらの要素は連続して進行する循環プロセスである。

■ マネジメントのプロセス ■

マネジメントのプロセスは、次の5要素から構成されている。

1. **計画**：目的や目標を確認し、それを達成するための方法を設定するもので、具体的に実現するまでの業務やスケジュールなど明確にしていく必要がある。
2. **組織化**：計画を実現するために資源を有効に活用し、共働する

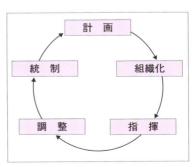

図1-1　マネジメント・プロセス

仕組みとしての組織やシステムづくり、人員配置など効果的に行ない、
　　目的達成を目指す。
3 **指揮**：目的や目標を達成するための仕事を運行するために、組織のメ
　　ンバーに対して指示・命令し指導・配慮し、動機づけを行ないメンバー
　　によい影響を与える。
4 **調整**：組織におけるすべての活動を調和させ、統合する。
5 **統制**：設定された計画が実行されているか、あらかじめ定められてい
　　た基準が守られているかを評価し、計画にズレがある場合には修正・
　　調整を行なう。このように方法の成果を把握し、残された課題を次の
　　計画にもりこみ、マネジメント・サイクルへ反映させる。

　マネジメントは、このようなプロセスを繰り返しながら、よい状態を作り出していく活動である。

■ マネジメント・サイクル（PDSサイクルとPDCAサイクル）■

　マネジメント・プロセスは、Plan（計画）、Do（指揮・実行）、See（評価・統制）に統合されてP→D→Sの循環プロセスを形成する。このプロセスは、マネジメント・サイクル（PDSサイクル）と呼ばれるものである。

　また、評価のプロセスをCheck（計画）とAction（対応行動）に二分して、PDCAサイクルとも呼ばれている（図1-2）。すなわち、計画を立て（Plan）、計画に沿って実行し（Do）、計画通りに実行されているか否かを調査して（CheckまたはSee）、計画通りでなければ原因を取り除く手段や処置（Action）、をとるといった、一連のサイクルなのである。

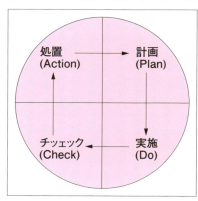

図1-2　マネジメントのサイクル[1]

1. Plan（計画）………目的、目標を決める。目標を達成するための仕組み方法を考える。
2. Do（実施）………教育、訓練を行なう。計画に沿って実施する。
3. Check（チェック）……計画と実施実情を比較する。問題点を探り、要因を明らかにする。
4. Action（処置）………緊急対策をとる。分析を行ない、再発防止策を決める。標準化し、組織全体のものとする。

このマネジメント・サイクルを円滑に回すためには、達成目標とそれに沿った計画を策定し、だれが、いつ、どこで、なにを、どのようにするのかを、明確に提示する必要がある。「計画」「実施」「チェック」「処置」がいつも循環しているので、サイクルと呼ばれるのである。

❸ 看護におけるマネジメント

看護におけるマネジメントは、既に述べたように3つの概念で捉えることができる。一つは対象者に対して責任を持ってケアを行なうために必要となるマネジメントとしての「ケアのマネジメント」であり、二つ目は組織の目標達成に向けて資源（人的資源、物的資源、財的資源）を有効に活用し、計画・組織化・指揮・調整・統制を行なう活動としての「組織のマネジメント」である。他の一つは自分自身のマネジメントとしての「セルフマネジメント」である。

看護マネジメントは、専門職として一人ひとりが自己のマネジメントを基盤にして、重要な役割であるケアに責任を持ちながら、目的に向かって組織を動かしていく活動であると言える。これらをうまく機能させる働きが看護者一人ひとりに求められていることになる。

■ ケアのマネジメント ■
ケアのマネジメントに必要な能力とは

ケアのマネジメントは、対象者に提供されるすべてのケアを対象者ごとに、看護師が責任を持って調整していく個別のマネジメントである。

つまり、対象となる人の持つ健康上の問題を明らかにし、その問題を解決・改善するために、あらゆる資源を活用してケアプランを立て、それに沿って調整、実施し、結果を評価する。評価の結果、問題が解決されていなければ、ケアプランを修正し、調整し実施するという行動を繰り返すことがケアのマネジメントである。

ケア提供のプロセスには看護過程の展開、すなわち、アセスメント（情報の収集、分析から問題の明確化へ）、計画立案、実施、評価のプロセスを含み、提供する看護のPDCAサイクルすなわちP（Plan計画）、D（Do実行）、C（Check確認）、A（Action処置）を繰り返すのである。

このようにケアのマネジメントには、ケアの実施者である看護師の能力を

表1-1　ケアのマネジメントに必要な能力

- 看護実践
- 他職種の理解
- 他職種間の調整・連携・協働
- 安全管理（事故予防対策、感染予防対策、災害対策）
- 新しい考え方や方法の導入
- 患者・家族、および他職種のコンサルト
- 患者の権利の尊重
- 患者の代弁
- 情報の管理

　はじめとして、他職種間とのコーディネートやケアレベルの向上、安全管理、患者の権利尊重などの能力が必要である（**表1-1**）。次に、それぞれの内容について述べていく。

看護実践

　ケアのマネジメントに必要とされる能力は、ケアの実施者としての能力である。看護過程展開の各段階、すなわちアセスメント（問題の明確化）、計画立案、実施、評価の過程を確実に踏んで対象者に必要なケアを提供していく。

他職種間の調整・連携・協働

　保健医療機関には看護職以外にも多くの職種が業務に従事している。医師・臨床検査技師・診療放射線技師・理学療法士・作業療法士・言語聴覚士・視能訓練士・管理栄養士・調理師等々である。

　対象者に必要なケアを提供するためには、これらの職種との連携がきわめて重要になる。連携に当たっては、何のために（目的）、誰と（対象）、どのように（方法）連携するのを明らかにすることが大切である。また、よりよい連携のために、看護職は他の職種の業務や責任の範囲と看護職との関係についての正確な理解と共に、他職種と互いのケアを確認し、効果の評価を通して常にケアが効果的に提供できるように調整しながら共働していかなければならない。従って、他職種との協働においては、互いの業務と責任の範囲を知り、その仕事のどの部分を、誰がどこまで引き受けるのかを明確にして業務に当たり、円滑な人間関係のもと協調しながら対象者のケアの質向上を目指して関わりを続けることが望まれるところである。

安全管理
「事故やミスは起こり得るもの」と認識する

　ケアの提供に当たっては、安全性の確保が絶対に必要である。安全管理で重要なのは、「事故やミスは絶対に起こらない」という思い込みが最も危険なのだ、という認識と行動である。むしろ起こり得るものであることを認識し、どうすれば予防できるのかを考えておくこと。やむを得ず起きてしまった場合、いかに迅速に対応するかが大切なのである。

　看護の分野でも、さまざまな事故やミスが起きている現状がある。日常生活援助行動に関するものでは、患者の転倒やベッドからの転落、食事や水分の誤嚥や誤飲などがある。診療の協力に関するものでは、注射・与薬など、その他医療機器の操作に関すること、患者観察や病状の評価に関するものなどがある。

事故と感染の予防対策と災害対策

　看護者は日頃から事故防止、ミスの発生予防に努めると共に、組織全体として安全管理やリスクマネジメントがシステムとして実践される必要がある。安全管理のもとになるのは、主に事故予防対策、感染予防体策、災害対策である。事故予防対策には患者の誤認の予防や薬物の安全な取り扱い、患者の療養生活の安全確保などがある。

　感染予防対策も重要である。病院はさまざまな病気をもつ人々が訪れる場所である。また、入院患者では、免疫能力が低下していることが多いので、最新のガイドラインを知り、院内感染の予防に努める必要がある。

　災害対策は、自然災害や火災などが発生した時の対策である。災害の発生時には、患者の安全を守るために看護者として、とらなければならない行動を日頃から訓練すると同時に個人として認知しておくことが大切である（これについては4章で詳述する）。

患者の権利の尊重

　ケアを受ける主体者は、患者である。歴史的にみると、患者の権利がほとんど認められない時代もあったが、現在では患者の権利は宣言や章典の中に明記されている。

　代表的なものとしては、世界医師会による「患者の権利に関するリスボン宣言」がある。この宣言は1981年に採択され、その後1995年と2005年の2回に

わたって修正された。同宣言には患者の権利として11項目あげられている（**表1-2**）。

表1-2　リスボン宣言にみる患者の権利

①良質の医療を受ける権利
②選択の自由の権利
③自己決定の権利
④意識のない患者
⑤法的無能力の患者
⑥患者の意思に反する処置
⑦情報を得る権利
⑧機密保持を得る権利
⑨健康教育を受ける権利
⑩尊厳を得る権利
⑪宗教的支援を受ける権利

　また、わが国では1984年に権利宣言全国起草委員会による「患者の権利宣言案」が発表されている。内容は以下の6項目である（**表1-3**）。

表1-3　患者の権利宣言にみる権利

①**個人の尊厳**：わが国の医療はパターナリズム（Paternalism　家父長主義）の傾向が強く、その中では医師―患者関係が父子関係に似ており、医師にすべてをおまかせする状況にあった。しかし、本宣言では患者は病気を自ら克服する主体者であるとして、個人が尊重されることになったわけである。
②**平等な医療を受ける権利**：地位や年齢・性別・疾病の種類にはかかわりなく平等に医療を受ける権利である。
③**最善の医療を受ける権利**：患者は医療や医療機関の選択や転医ができ、必要時は、医療従事者の援助・助言を得て最善の医療を受ける権利がある。
④**知る権利**：患者が自らに行なわれる検査および治療の目的・方法・内容・危険性・予後やこれに代わる他手段やすでに他で行なわれた結果など知る権利である。

⑤**自己決定権**：患者が、情報を得て、医療従事者の助言・協力によって自分の意思で検査・治療をはじめ他の医療行為を選択、拒否できる権利である。

⑥**プライバシーの権利**：患者が承諾無く自分の情報を第三者に開示されない等、プライバシーの権利である。

　この宣言の前文には、すべての人が、その人格を尊重され、健康に生きる権利を有するとし、健康の維持・増進や回復に向けて、医療従事者の助言と協力を得て、自分の意思と選択によって最善の医療を受けることが基本的な権利であると述べている。これは、患者は従来のような受身ではなく、自らが主体的に自分で治療などを選択する自律性が必要とされていることを示している。

　このほかに患者の権利として、インフォームド・コンセントinformed consentがあげられる。インフォームド・コンセントは「十分に説明され、情報を与えられたうえでの同意」と訳される。これは患者に選択権・拒否権があることが大前提で、十分な情報提供がなされ、その説明に対して書面による同意の契約関係を示すものである。

　また、インフォームド・コンセントには前提条件[2]がある（**表1-4**）。それによると患者は、選択権・拒否権を行使する判断能力を有し、仮に判断能力がない場合は、代理人として意思決定できる代理人が必要であると述べられている。

表1-4　患者に前もって話しておくべきインフォームド・コンセントの前提条件

①代理意思決定者：知的精神的判断能力のある成人患者competent adult patient以外には、代理意思決定proxy consentをするために選ばれた代理者にインフォームド・コンセントについて説明する。

②患者から医師への質問の自由：医師がそれぞれの患者にわかるように説明した場合でも、質問は自由で、医師の説明を患者が理解し、納得できるまで繰り返し質問してさしつかえない。

③患者が同意した医療の実施上の責任：患者がインフォームド・コンセントの説明のあとで、特定の医学的侵襲を伴う医療行為を自分にすることに同意した場合でも、その行為の実施上の責任は、実施した医師にあり、同意したからといって患者にその責任を転嫁することは許されない。

④患者の選択権と同意拒否権：医師が説明した診療行為の選択肢の中に同意したい選択肢のない場合には、法律の許す範囲内で同意拒否権があるので、患者はいずれの選択肢にも同意しなくてもよく、同意拒否して診療を受けない場合に起こり得る医学的な結末について説明を受ける権利がある。

⑤患者の同意撤回権：患者が医師にある特定の医療行為（服薬・注射・その他）について同意を与えたあとでも、患者の考えが変わった場合には、同意を撤回したり、変更を求める権利があり、同意した医療が開始前なら中止、開始後でも中止が可能な場合には中止してもらう権利がある。そのような場合でも、医師は患者との人間関係を悪化させてはならないことになっている。

⑥患者の診療拒否権：患者は、医師の治療行為に満足しなければ、診療の継続を拒否する権利がある。前項の「患者の同意撤回権」の場合と同一の結果となる。

⑦医師を選ぶ患者の権利：患者には、医師を選ぶ権利があり、また、病院を選ぶ権利もある。診療担当の医師の治療行為に満足しない場合には、医師を変えてもらう権利もある。

⑧患者の医療の選択権の制限：患者は、医師が説明した選択肢の中から選択する権利があるのであって、説明されなかった医療行為を医師に要求しても医師が承諾しない限り、強制することはできない。やむを得ない場合には、「転院のすすめ」も選択肢の１つとなり得る。たとえば、患者が人工妊娠中絶を希望しても、医師が宗教上の理由などで、してあげられないと断わった場合に、患者は医師に強制することはできない。もし、患者がどうしても、人工妊娠中絶を希望するならば、医師を変えるほかはない。この場合医師が自分の説明した選択肢の中の医療行為を拒否したわけではないから、医師による医療行為の拒否にはあたらない。

⑨患者の知る権利を放棄する権利：真実を知る権利をもつ患者は、その権利を放棄する自己決定権もある。真実を知る権利を放棄した患者には、説明を受けず放っておいてもらいたいプライバシー権があるので、インフォームド・コンセントで説明したりすることは、患者の自己決定権の侵害であり、プライバシー権の侵害となる。それゆえ、真実を知りたい意思のある患者のみ説明するのが原則である。

このように権利の主体である患者に対して、看護者は患者の権利を尊重してケアを提供することが重要なのである。

■ 組織のマネジメント ■

組織のマネジメントのプロセス

循環するマネジメント・サイクル

組織のマネジメントとは、看護業務をよりよく円滑に行なう目的で、管理者がシステムを作り、統制することである。組織の目的達成のために、何をどのように行ない、質の高い看護サービスを提供するかが問われる。そこで、このような方向性を示すために、病院では病院の理念や看護部の理念を提示

し、職員がこの理念を理解し、職務に当たることで、組織の目的の達成につなげることができる。

　組織のマネジメントのプロセスは、情報、人的資源、物的資源、財的資源を対象（インプット）に①計画、②組織化、③指揮、④評価（スループット）がなされその結果、ケアの質の向上と職員の資質の向上（アウトプット）につながり、これらはフィードバックされるという過程を繰り返し、たどるのである（図1-3）。このような組織のマネジメントは、マネジメント・サイクルを基本に進められていく。

プロセスの各段階の内容

　スループットの計画の段階では、目標達成のために有効な方法を決定する。そのために目標や方針を設定し、予測し、計画を立案する必要がある。具体的には、収集した情報を分析し、問題の明確化を図り、理念や目標を作成し、予算結成などを行なう。目標達成のために予算、人的資源、物的資源、財的資源、および時間をどのように確保して運営するか計画が練られるところである。組織のプロセス（スループット）の4段階は次のようである。

　計画の段階は、まず計画を立案することである。具体的には、情報収集、問題の明確化、理念や目標の作成、予算編成などを行なう。

　組織化の段階は、仕事が能率的に達成できるようにする働きである。その

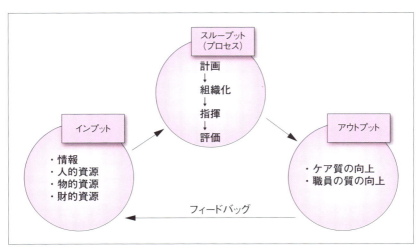

図1-3　組織のマネジメントのプロセス[3]

ために職務の分担を決定したり、責任と権限の明確化を図り、職務が互いに合理的に編成できるようにする必要がある。具体的には、組織図の作成や委員会・チーム作りなどを行ない、人員配置や仕事の割り振りなどを行なう。

　指揮の段階は、目標達成のために、職員を指導し監督することを通して、各々の士気をあげ、全体としてまとまりのある活動を継続するようにしていく働きである。つまり、組織の活動が円滑に行なえるようにリーダーシップを発揮し、意思決定や動機づけをしていく。

　最後に行なったことを評価していく段階である。すなわち、計画通りに実行されているか否かを検討し、違いがあれば修正していく働きである。

　このような段階を管理者は意識的に捉えながら、職員が目標達成に関わる職員全体の職務と行動を確実に行なえるようにマネジメントすることが大切なのである。

組織というシステム

組織と組織化

　組織（organization）とは、広辞苑によると次のように説明されている。
①組み立てること、組み合わせて一つのまとまりを作ること
②ある目的を達成するために、分化した役割を持つ個人や下位集団から構成される集団

　すなわち、組織は共通の目的を達成するための人々による相互作用のダイナミックな協働体系であり、ひとつのシステムであるということである。

　組織化とは、一般につながりのないものを一定の機能を持つように、まとめることである。それはまた、組織の目的・目標を達成するために、組織作りをすることであり、責任の所在と指示・命令系統を明らかにするためのものである。医療機関の組織には、病院組織や看護部門組織などがある。

病院組織と看護部門組織

　病院組織は、よりよい医療の実践という共通の目的を持つ専門職の集まりである。この目的達成には、各専門職がそれぞれの専門的な機能を発揮し、協働する必要がある。病院では同じ職種をグループに分ける、いわゆる専門化を行なうが、それは基本的には診療部門、看護部門、薬剤部門、検査部門、事務部門などで成り立っている（図1-4）。

　看護部門の組織は一般に看護部長（兼副院長）をトップに副看護部長、看

護師長、主任、看護師、准看護師、看護助手で構成されている（図1-5）。看護部門の組織図は組織の構成図を示したもので、責任と権限、および組織のコミュニケーション・ルートを示すものである。責任とは、その人が引き受けた任務であり、義務である。権限とは他の人の行動を統制するために正当化されて与えられた力である。

　図1-5は一般的な看護部門の組織図を示したものである。看護部長を各看護師長が指示、命令統制および報告ラインでつながっていることを示している。副看護部長を支持機能（教育・人事・業務担当など）として位置づけ、命令系統から分離されているところが多い。専門分化と効果をあげるためで

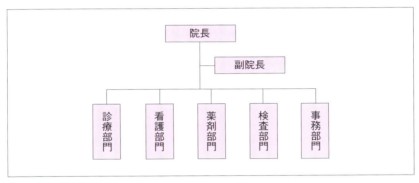

図1-4　病院組織

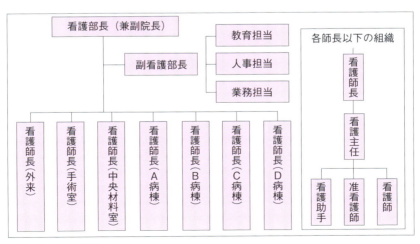

図1-5　看護部門の組織

ある。

看護管理者

　看護管理者とは、看護が行なわれる場において管理者としての役割と責任を担う人であり、具体的には看護部長、看護副部長、師長、主任などを指す。看護管理者の役割は、患者に提供するケアの質の向上と職員の資質を向上させるために、情報、人的資源、物的資源、財的資源を対象に計画し、組織化し指揮、評価し、変革を遂行するなど管理的活動を行なうことである。

3つの管理者層と役割

　組織の中で管理者は、メンバーに対して指揮、統制機能を発揮しなければならない。しかし、一人の管理者が指揮、統制を行なうには限界があるため、組織を上部から下部へ階層化し、ピラミッド型の組織構造を形成することになる。この階層は最上部の最高管理者層（トップ・マネジメントtop management）、次の段階である中間管理者層（ミドル・マネジメントmiddle management）、および最下部の下級管理職（ロワー・マエネジメントlower management）の三階層に区分される（図1-6）。

　トップ・マネジメントは組織における最高の権限と責任を有する階層で、

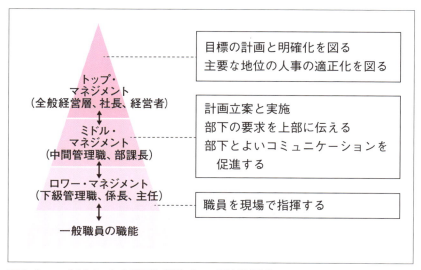

図1-6　マネジメントの階層と機能（←→印は関係性）

全般経営層とも呼ばれる社長・経営者である。病院の場合、一般では院長、副院長がその任に当たり、組織の目標や方針を決定する機関として機能していく。最近では看護部長が副院長を兼任してトップマネジメントを担当する病院が増加している。

ミドル・マネジメントは、トップとロワーの中間に位置する中間管理者層でトップ・マネジメントで決定された方針を実行する管理計画立案と実施を責任をもって行なう役割を担うもので、部長・課長などの職位からなる。これらの人々は、部門管理を担当し、中間管理者とも呼ばれる。病院では看護部長・診療部長・事務部長および副看護部長がその任に当たる。

ロワー・マネジメントは中間管理層の指揮のもと職員を直接的に管理する階層であり、係長・主任の職位の人達である。彼らは日常業務の計画を立案し、実行に要する人員確保や業務の指揮監督を行なうなど、現場の管理を担当する。病院では看護師長や医長・事務の課長および看護主任、医師、事務係長がその任に当たる。

以上の階層は、互いに密接に関連しながら、機能を発揮していく。最上位のトップ・マネジメントから最下位の職員までの階層が上から下へ一本の意思決定になるというような上から下への管理方式をトップ・ダウン型の管理という。逆に下から上への意思決定が貫かれる場合、ボトム・アップ型の管理方式という。両者とも長所・短所があるのでそれらを補い合いながら管理が実践されることになる。

看護管理者の業務と基準

看護管理者は責務を果たすために他の看護職員や専門職者と協力して活動を行なう。看護管理者の業務の範囲と基準[4] は次のようになっている（**表1-5**）。

表1-5　看護管理者の業務の範囲と基準

①看護や組織の方針の危機と策定に参加する。
②スタッフが看護や組織の方針の策定と決定に関与するよう促す。
③消費者にサービスを提供するという組織の責任を引き受ける。
④ケアの質や適正さを評価する。
⑤部下の指導と監督を行なう。
⑥看護職と他の医療職との調整をする。

⑦職員の募集、選抜、維持に関与する。

⑧スタッフの配置や勤務スケジュールの責任を引き受ける。

⑨職員の管理職としての成長のために適切なオリエンテーションや教育、資格認定が行なわれるように保証する。

⑩職員の業務を評価する。

⑪自分の担当領域の予算の計画や監査に関与する。

⑫評価のための研究活動を行ない、それにスタッフを参加させる。

⑬看護学生や他職種の学生の教育指導を進める雰囲気づくりをする。

⑭同僚評価を推進する。

看護管理者の役割

看護管理が円滑に行なわれるために、管理者は次のような役割をとることが望まれる（**表1-6**）。

表1-6　看護管理者の役割

①**計画の立案**：管理者は、病院のビジョンや目標に基づいて、基本方針を明確にして、長期的・短期的な状況から具体的な実行計画を立案する。

看護部内全体の年次計画、看護単位における年間計画、月間・週間予定、および1日の勤務計画などである。

②**組織化**：管理者は職場の仕事内容や、責任と権限および命令系統を明らかにして、スタッフの仕事の分担を決める。組織化を図るのはスタッフ一人一人の仕事を結びつけることや、仕事の相互関係を合理的に編成するためである。

また、組織化は勤務体制や看護方式、業務分担などに関係してくる。

③**動機づけ（命令）**：管理者は組織を機能させるために、意識的であるか否かは関係なく、業務命令権を行使している。しかし、指示や命令だけでは人は動かないので、スタッフが意欲を喚起して自発的に仕事をするように動機づけをする。

④**調整**：調整とは、スタッフの行動やさまざまな活動の調和を保つことである。看護師は他の専門職者と協働して仕事をすることが多いので、部門間で生じる問題を解決するために調整的な役割が求められる。また、状況の変化によって計画変更の調整をしなければならない。

⑤**統制（評価）**：統制とは決められた仕事が計画通りに行なわれているか、チェックすることである。計画と実際を比較検討して計画通りに行なわれていない時は、修正する。

⑥**変革（改革）**：管理者は活動の中で、組織が円滑に機能するように基準に沿って役割（維持管理機能）と環境の変化に対応してシステムを変える機能（構造改革的機能）を併せもっている。現状に満足するのではなく現状を打破して刷新する働きも看護管理者には期待されているのである。

このように管理者は資源（人的・物的・財的資源）・情報・時間を管理の対象として管理のプロセス（計画、組織化、動機づけ、調整、統制、変革）をたどりながら、より効果的なマネジメントを行なっていくのである。

■ 自己のマネジメント（セルフ・マネジメント）

むろん、自分自身のマネジメントができなければ、「ケアのマネジメント」も「組織のマネジメント」もできない。セルフ・マネジメントで重要な3点を、次に挙げておく。

タイム・マネジメント

時間の管理には、いくつかの要素が含まれている。一つはスケジュール管理で、自分に与えられている時間のなかで計画的に確実に、物事を行なえるようにすることである。

もう一つは、ケアを実施する時の時間管理である。看護ケアは時間をかけ過ぎず、確実に効果的に行なう必要がある。決して速ければよいというのではなく、ケアに心をこめて、しかも確実な技術で行なわなければならない。

また、一般的なことであるが、勤務に遅刻しないように、業務に支障をきたさないように、日常生活の時間管理も必要である。

表1-7　タイム・マネジメントのヒント

- 時間は有効であることを認識する。
- 時間を効果的に使うには、整理が大切である。
- 「しなければならないこと」のリストを作り、優先順位を付ける。
- 最終期限を設定し、守る。
- 人に任せられることは任せる。
- 自分なりの、無駄な時間と、そうでない時間を区別し、無駄な時間を取り除く。
- 待ち時間や移動時間を有効に活用する。

ストレス・マネジメント

　看護職はストレスの多い職業の一つである。臨床では人命に関わるので常に緊張している上に、多くのジレンマが生じる。例えば、回復の見込みのない患者の看護をしている、もっと患者の話を聞きたいが時間がない等々、ストレスを重ねていく。この状況が続けば、バーン・アウトして職場を去っていくことになる。しかし、うまくストレスをマネジメントすることができれば、バーン・アウトを避けて仕事を続けることができる。

　ストレスをうまくマネジメントするには、まず、自分の傾向を知ることである。そして、趣味などで気分転換を図ったり、カウンセリングを受けたりするのも一つの方法である。

表1-8　看護師によく見られるストレス

- 人員不足／過重労働
- 死や末期の患者への対応
- 苦しむ患者を見ること
- 医師との意見の相違
- 他職種との対立
- 責任／責務
- 患者家族への対応
- 後輩の指導
- 攻撃的な患者
- 設備の不足

健康のマネジメント

　看護職は人の健康にかかわる仕事であるので、自己の健康をマネジメントできることが求められる。定期的に健康診断を受け、日頃から体調管理に配慮する必要がある。

2 看護理論からみる看護マネジメント

❶ ケアのマネジメントに関する看護理論

■ ケア（Care）・ケアリング（Caring）■

ケアは「世話」「助力」などと訳されるが、各々の日本語には特別な意味あいが含まれるので、一般的にはそのまま「ケア」として用いられている。フローレンス・ナイチンゲールはその著「看護覚え書」の中で、「看護ほど人の感情のただなかに自己を投入する力を必要とする仕事は他に存在しないし、看護は患者が生きるよう援助することである」（・・は筆者）と述べ、ケアという言葉を「世話」「配慮」「気づかい」の意味で用いている。つまり、看護は患者が生きるようにケアすることであり、看護者自身の全てを使って患者に働きかけることであり、そこに患者─看護者関係が生まれることを示している。

このようにケアは相手との相互作用の仲で、進展していくものなのである。

■ ケア・ケアリングの本質 ■

ミルトン・メイヤロフ（MiltonMayeroff）はその著「On Caring」（1971年, 邦訳：ケアの本質─生きることの意味）の中で、ケアについて次のように述べている。

「一人の人格をケアするということは、最も深い意味でその人が成長すること、自己実現することを助けることである。（中略）相手が成長し、自己実現することを助けることとしてのケアは、一つの過程であり、展開を内にはらみつつ人に関与するあり方であり、それは、ちょうど相互信頼と深まり質的に変わっていく関係を通して、時と共に友情が成熟して行くのと同様に成長していくものなのである」[5]

ケアは、一方的に何らかの行為をするというイメージが強い。だが、メイヤロフはそのような一方向的な関わりを否定した。むしろ、相手が成長し、自己実現することを助けることであり、同時にケアする側の自分も成長する

というのである。このような状態を可能にするためのケアの本質は、他者に「専心」することであり、「知識」「リズムを変える」「忍耐」「正直」「信頼」「謙遜」「希望」「勇気」の8構成要素があると述べている。

1. **知識**：人をケアする時に知識は必要不可欠のものである。その人がどのような人であるのか、何を求めているのか、その人のもつ力や限界を知るとともに自分の対応できる力の限界をも知らなければならない。それらは他者の成長を助ける上でさまざまに関係していくのである。

2. **リズムを変えること**：ケアにおけるリズムとは、より狭い枠組とより広い枠組との間をいったりきたりする行動のリズムのことである。相手の生活のリズムを変えることで、生活に変化や潤いが出てくるのである。

3. **忍耐**：ケアには忍耐が重要な要素である。忍耐強く待つことによって、相手にとってもよい時によい方法でケアでき、成長を促すことができる。

4. **正直**：ケアする上で、正直は積極的な要素である。自分自身に正直であること、相手と深くかかわる時は、自分の心を開いてあるがままの相手を受け入れることである。

5. **信頼**：ケアには相手が成長していくのを信頼する要素が含まれる。信頼とは、相手の独立性を認め尊重することであり、同時に自身の能力をも信頼しなければならない。

6. **謙遜**：ケアする人はケアされている人からも多くを学んでいることを知り、謙虚に受け止める必要がある。自分の行なうケアは特権を与えられていないことを自覚し、ケアそのものに関心を向けるのではなく、相手の成長に関わっていることを知るべきである。

7. **希望**：ケアを通して相手が成長していくところに希望がある。希望は私たちにエネルギーを発揮させ、活力を与えてくれる。また希望は勇気を湧かせ、勇気があれば希望も生まれるという関係にある。逆に希望がなくなれば、あらゆる価値観を失い絶望する。絶望すれば勇気や活力も失ってしまう。

8. **勇気**：未知の世界に踏み込む場合に、勇気が必要である。ケアの時、相手が成長すること、および自分のケアする能力を信頼することで、未知の世界に入る勇気が与えられるのである。

❷ ケア・ケアリングの看護理論

ケア・ケアリングの看護理論について、代表的な二つの理論を紹介する。マデリン・レイニンガー（Madeleine M. Leininger）と、ジーン・ワトソン（Margaret Jean Watoson）の看護理論である。

■ レイニンガーの看護理論─文化的ケアの多様性と普遍性の理論 ■

レイニンガーは、1970年代に文化人類学の手法を用いてケア・ケアリングの研究を行ない、超文化的な理論を構築した。彼女によれば、看護者の役割は、その人に適したケアを提供することである。適したケアとは、その人の属する文化に合ったものでなければならない。そのためには、異文化を理解するとともに、異なる文化で育った人に最も適したケアを提供する必要がある。

世界の人々がどこにいても自分に適したケアが受けられること、それは素晴らしいことでもある。レイニンガーは著書の最後に「いつの日か世界のすべての人々が、文化を超える看護を学び『文化ケア』理論から得られた研究結果を用いる専門看護師によるサービスを受けられるようになろう」6）と結んでいる。

また、「ケアリングは看護の本質である」と述べるレイニンガーは、現在混同されているケアとケアリングを異なるものであるとして、別々に次のように定義づけている。

「ケア」とは、「人間の状況や生活様式を改善し、向上させる必要がある人、または、必要性が予測される人に対して行なわれる援助や支援の行動あるいは力を発揮させることにつながる行動に関する抽象的または具体的な現象」（・・は筆者）をいう。

一方、「ケアリング」とは、「人間の状態や生活様式を改善し、向上させる必要があると思われたり、必要性が予測される個人や集団、または、死に直面している個人や集団に対する援助や支持および力を発揮させることを目的として行なわれる行為や活動」（・・は筆者）であるという。つまり、ケアは現象であり、ケアリングは活動であると述べている。

このようにレイニンガーは、看護を人間ケア現象や活動に焦点を当て、その文化において意義があり、有益であると思われる様式で、人間の良好な状態を取り戻し維持していけるように、援助し、支持し、力を育て発揮させる

ようにすることであると述べているのである。

■ ワトソンの看護理論——ヒューマン・ケアリング理論 ■

　1970年代にワトソンはトランス・パーソナルなケアリングの考えを発展させ、理論構築した。ケアリングは、看護の中心概念であり、道徳的理念であるとして、看護実践を以下の10のケア要因[7]と考えた（**表1-9**）。

表1-9　看護実践のケア要因

①人道的—利他的な価値体系の形成
②信頼—希望の教え導き
③自己と他者に対する感受性の育成
④援助—信頼関係の発展
⑤肯定的感情と否定的感情の表出の促進と受容
⑥意思決定への科学的問題解決法の体系的活用
⑦対人的な教授—学習活動のプロモーション
⑧支援的、保護的、是正的な精神的・身体的・社会的文化的環境とスピリチュアル環境の提供
⑨人間のニーズの充足支援
⑩実存的、現象学的な力の認識

　これらの要因は、患者が健康をいかに維持するか、病気を超え健康を達成するのか、あるいはどのような死を迎えるのかといったケアリングの過程を示していると考えたのである。ケアを受ける者とケアする者との間に発生したトランス・パーソナルなケアリングの瞬間に、両者は自己・時間、空間を飛び超えることができる。彼女は、ケアを対人関係の技法という捉え方ではなく、人間性を守り高め内面のバランスを保ちつつ、治癒力も高めるという目標に到達する、道徳的な理念として捉えているのである。

　レイニンガーやワトソンの看護理論にみられるように、ケア・ケアリングはケアの中心的な概念である。看護師は専門職として対象者個々に対して行なわれるすべてのケアを、責任をもって行ない、調整していく必要があり、これがケアのマネジメントである。従って、ケアを行なうすべての看護師は、ケア・マネジメントができる必要があり、その能力が求められている。

28

❸ 人間関係の看護理論

　人間関係論は1940年代のアメリカで普及した考えであり、わが国には第二次世界大戦後入ってきた。従来の生産性の大きさと人間関係の中で得る人間の満足度は相関するという考え方から、職場の状況（人間関係）とモラルの高低が状況に影響を及ぼすという考えに転換したものである。

　看護の領域では、看護の目的を達成するために不可欠な要素である人間と人間の関係、すなわち患者—看護師関係が重要視される。患者・看護師間には円滑な人間関係がなければ、看護は成立し得ない。このような人間関係のもとで、看護の役割は、患者の健康上の問題を解決するだけではなく、身体的・精神的および社会的によい状態で、その人らしく生きられるようにケアすることなのである。

　人間関係に関する看護理論として、ヒルデガード・ペプロウ（Hildegard Peplau）の理論をあげておく。

■ ペプロウの看護理論 ■

　ペプロウの理論の主要概念は、「個人」「看護師」「相互作用」である。

　ペプロウは「人間関係の看護論」[8] のなかで、「看護は人間関係のプロセスでありしばしば治療的なプロセスである」と述べている。患者と看護師の関係は、一つのプロセスであり、あらゆる看護場面に存在するものであると述べている。プロセスと捉えるのは、看護は目的に向かって連続的に展開される活動であるからである。

　また、治療的なプロセスというのは、看護師として特別な教育を受けた人との人間関係を指している。この時のプロセスは、患者と看護師の共通な目標に方向づけられていくのである。

　ペプロウは、この患者—看護師関係について次の4段階をあげている。

　　1 **方向づけの段階**：看護師と患者はお互いに知らない人として出会う。看護師は、患者が自分の健康問題を認識し援助が求められるように支援する。
　　2 **同一化**：患者はニードを満たしてくれる看護師と同一化する段階である。患者と看護師は互いに協力して目標を決めていく。
　　3 **開拓利用**：患者の助けとなる知識や専門家を患者自身が積極的に探していく。患者は自分の持つニードに合うサービスを十分に利用するこ

とに努め、問題の解決にあたっていく。看護師は患者の努力によって新しい目標を提示することができる。

4 **問題解決**：患者のニードが満たされると問題は解決され、患者は看護師との同一化の段階から離れて両者の関係は終り、自由になる。

また、ペプロウはこの患者―看護師関係の中で、看護師のとるべき役割として次の6点をあげている。

1 **未知の人の役割**：看護師と患者は初めて出会う時は、お互いに見知らぬ人同士として出会うので、看護師は礼儀正しく患者と関わることが必要である。そして、看護師はあるがままの患者を受容するのである。

2 **代理人の役割**：患者から母親や兄弟の代理人の役割を求められた時、無条件にその役割をとり、患者を自立した方向に導いていく。

3 **教育者の役割**：看護師は患者に知識を提供するという教育的な役割がある。教育内容は、ニードや興味に関する知識を伝えることと、患者の体験を教育に活かすことである。

4 **情報提供者の役割**：看護師は、患者が必要とする健康に関する情報を提供する役割がある。その時の反応は看護計画に活かしていく。

5 **カウンセラーの役割**：看護師はカウンセラーの役割がある。患者のケアをする中でカウンセリングをすることも可能である。

6 **リーダーシップの役割**：看護師は、看護過程を展開する場面でリーダーシップの役割をとる。看護師は患者を協力者とみなして健康問題の解決に向けて援助していく。

3 組織マネジメントの理論

❶ リーダーシップの理論

　組織には目的・目標があり、その達成のためにはリーダーが必要である。リーダーは、目的・目標にむけてメンバーを導いていくのであるが、よりよい方向にいけるか否かはその集団の人間関係とリーダーの能力によるところが大きい。

　リーダーシップに関する理論は特性理論や機能論などもあるが、ここではPM理論とSL理論を挙げておく。

■ PM理論 ■

　この理論はリーダーシップ行動の測定のために、従来の慣用概念の代わりに、機能類型概念を提唱し研究した三隅二不二氏による理論である。

　集団の機能は二つの機能次元に大別される。一つは集団の目標達成あるいは課題達成を志向する機能・Performanceの頭文字をとった「P」機能である。もう一つは集団の保存ないし自己保存機能・Maintenanceの頭文字をとった「M」機能である。そして、P機能に関連したリーダーシップをPのリーダーシップ行動と称し、M機能に関連したリーダーシップをMのリーダーシップ行動と称したのである。

　P行動とM行動は同一次元ではなく、相違なる次元であり、具体的なリーダーシップ行動にはいずれの場合においても両次元が含まれる[9]。

　PとMの概念は本来は集団の機能を示す概念であり、リーダーシップそのものではない。この集団機能概念によって、リーダーシップを客観的に捉えようとするのがPM理論なのである。三隅はP行動とM行動という二次元的視点から、リーダーシップを4つの類型（PM型・ｐｍ型・ｐM型・Pm型）に分類した（図1-7）。

① PM型：P行動、M行動ともに強度が強い
② Pm型：P行動の強度は強いがM行動の強度は弱い
③ pM型：M行動の強度は強いが、P行動の強度は弱い
④ pm型：P行動、M行動ともに強度が弱い

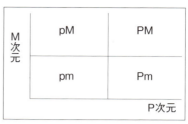

図1-7　リーダーシップPM分類
(三隅二不二：リーダーシップの科学、1997、p71より)

三隅は、企業、官庁、病院等の組織における研究を行なった結果、これら4類型の内、PM型が最も優れたリーダーであることを実証した。

リーダーシップとは、上司が部下に影響を与え、部下を動機づけすることによって部下が行動を起こし、上司と部下が共に目標を達成していくプロセスであるので、こうした意味においてまさに部下はリーダーシップがどうであるかを映し出す鏡になるといえるのである。

■ SL理論（状況対応的リーダーシップ理論）■

1960年代、ハーシィP・Hersey[10]らによって開発されたものである。この理論は効果的なリーダーシップ行動と状況との関係課題思考的行動、対人関係思考的行動とマチュリティ（成熟度）との曲線を前提にし、効果的なリーダーシップを部下のマチュリティの高低との関連で捉えるものである。

SL理論は、課題思考行動と協労思考行動の組み合わせになっており、基本的にはリーダーシップ行動は四つの型になる（図1-8）。すなわち、高指示高協労、高指示低協労、低指示高協労、低指示低協労の型である。

例えばリーダーは、部下の成熟度が平均的な段階になるまでは、低指示高協労で、平均を超えたら低指示低協労でいくのが望ましい。このようにしてリーダーは部下の成熟度に合わせてリーダーの型を変えながら対応していくのである。

リーダーシップの4つの型

この理論では、リーダーシップスタイルを四つの型（スタイル）に分類している（図1-9）。

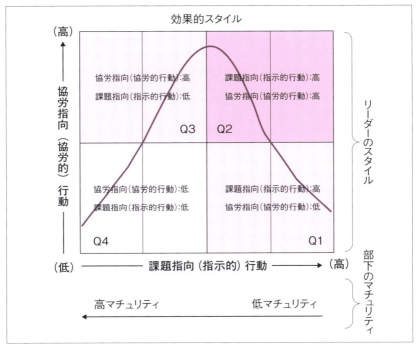

図1-8　SL理論（QはQuedrant、つまり象限を示す）
(P・ハーシィ他、山本成二他訳：行動科学の展開、生産性出版、2000)

　S1は平均以上の課題行動（指示的行動）と平均以下の関係行動（協労的行動）で成り立つスタイルである（高指示低協労）。この場合リーダーは具体的に指示をし、細かな監督をしていく（教示的）。
　S2は、平均以上の課題行動と平均以上の関係行動で成り立つスタイルである（高指示高協労）。リーダーは当方の考えを説明し、部下の質問に答えるように働きかけていく（説得的）。
　S3は、平均以上の関係行動と平均以下の課題行動から成り立つスタイルである（高協労、低指示）。ここではリーダーは考えを合わせて決められるように仕向ける（参加的）。
　S4は、平均以下の課題行動と関係行動で成り立つスタイルである（低協労、低指示）。ここではリーダーは仕事遂行の責任を部下に委ねるのである（委任的）。

部下のレベルに合わせたリーダーシップ

さらに、部下のレディネスを能力と意欲および確信を組み合わせR1～R4に分類している（図1-9）。

R1は部下の能力も低く意欲も低いので、効果的なリーダーシップはS1（教示的）スタイルである。

R2は部下の能力や意欲は低いものの確信を示すレベルで効果的なリーダーシップはS2（説得的）スタイルである。

R3は部下の能力は高いが意欲が弱く不安を持つレベルで効果的なリー

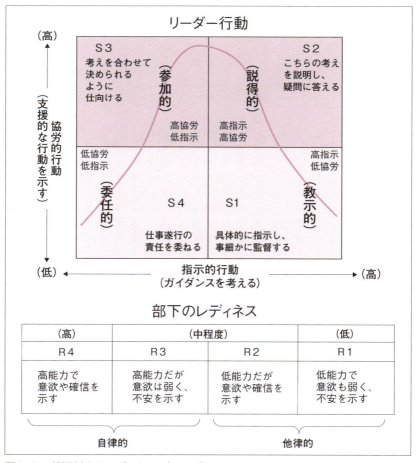

図1-9　状況対応リーダーシップ・モデル

ダーシップはＳ３（参加的）スタイルである。

　Ｒ４は部下の能力は高く意欲や確信を示すレベルで効果的なリーダーシップはＳ４（委任的）スタイルである。

　こうして部下のレベルが低い所から、高いレベルに移行して状況が変化していくにつれ課題行動（指示的行動）と関係行動（協労的行動）の組み合わせも変化していくのである。

❷ Ｘ－Ｙ理論（管理の理論）

　これはマクレガーMcGregerによって提唱された、管理の理論である。マクレガーは、意識しているか否かに関係なく、経営者は何らかの仮説に基づいて行動しているという。その仮説は次のようなものである。

①普通の人間はもともと仕事が嫌いで、できるならば仕事をしたくないと思っている。

②人間には仕事が嫌いだとする特性があるので、たいていの人間は強制されたり統制されたり、命令されたり、処罰するなど脅かされたりしなければ、組織の目標達成に向けて十分な力を発揮しないものである

③普通の人間は、命令されることを好み、責任を回避したがり、野心もなく何よりも安全を望んでいる[11]。

　このような考え方をマクレガーはＸ理論と名付け、Ｘ理論によるマネジメントは、命令、統制、脅迫になり、従業員をまるで子供として扱うことになると批判している。

　また、従業員の管理には方向とコントロールが必要であるが、マクレガーはそれについて次のような考え方を提示した[12]。

①普通の人間は、もともと仕事が嫌いだということではない。条件次第で仕事は満足感の源になり、逆に懲罰の源とも受け取られる。

②人は自分が進んで身を委ねた目標のためには自ら自分にムチ打って働くものである。

③献身的に目標達成に尽くすかどうかは、それを達成して得る報酬次第である。報酬の最も重要なものは、自我の欲求や自己実現の欲求の満足である。

④普通の人間は、条件次第では責任を引き受けるばかりか、自ら進んで責任を取ろうとする。

⑤企業内の問題を解決しようと比較的高度の想像力を駆使し、手練を尽く

し、創意工夫をこらす能力は、たいていの人に備わっているものであり、一部の人だけのものではない。

⑥現代の企業においては、日常従業員の知的能力は、ほんの一部しか生かされていない。

この考えを、マクレガーはY理論と名づけた。Y理論によると、身体的・精神的な努力は、ちょうど遊びや休息すると同様に自然なものである。従業員に組織の目標達成の気持ちさえあれば、自主的に取り組んでいくことができるし、コントロールもほとんど必要がなくなるという。

現在においては、経営者はこのY理論を活用し、従業員の能力を育て、協働の意欲を持たせ、個人と組織の目標の統合を図りつつ効果的な協働を実践しているのである。

引用・参考文献

1）田中照純・小久保みどり編：マネジメント論，中西や出版，2009，p20
2）星野一正：インフォムド・コンセント，丸善，1997，p48
3）上泉和子：系統看護学講座別巻8看護管理，医学書院，2008，p12，図1-4引用改変
4）T・M・マーレリィ，細野容子・城ケ端初子・三好さち子訳：看護管理の基本，医学書院，2004，p17
5）ミルトン・メイヤロフ，田村真也訳：ケアの本質―生きることの意味，ゆみる出版，1989，p13
6）マデリン・M・レイニンガー，稲岡文昭監訳：看護論，医学書院，2002，p51
7）ジーン・ワトソン，稲岡文昭他訳：ワトソン看護論，医学書院，1992
8）ヒルデアード・ペプロウ，稲田八重子他訳：人間関係の看護論，医学書院，1973
9）三隅二不二：リーダーシップとは何か―リーダーシップ理論の原理と応用―看護展望，5（2），p4，1980
10）P・バーシィ他，山本成二訳：行動科学の展開，生産性出版，2000，p197
11）ダグラス・マクレガー，高橋達男訳：企業の人間的側面，産能大学出版部，2000，p38-39
12）前掲書，11）
13）稲田美和編集：看護管理その1，日本看護協会出版会，1993
14）上泉和子他編：看護管理，医学書院，2008
15）橋本和子編著：これからの看護管理，メディカ出版，2009
16）加藤和子他編：看護管理，メディカ出版，2006
17）見藤隆子他編：看護学事典，日本看護協会出版会，2006
18）ナイチンゲール・F，小林章夫他訳：看護覚え書，うぶすな書院，1995
19）ステフアン・P・ロビンス，高木晴夫監訳：組織行動のマネジメント，ダイヤモンド社，1997
20）E・H・シャイン，清水紀彦他訳：組織文化とリーダーシップ，ダイヤモンド社，1989

CHAPTER
2

看護者に求められる
資質・マネジメント能力

　前章では、看護マネジメントの基礎的な知識を学んだ。では、実際の看護現場なおいては、具体的にどのような能力が要求とされるのだろうか。この章では必要な能力を6つの項目に分け、それぞれの内容や、学び方・身に着け方などを論じる。

1　看護実践に必要なマネジメント能力
2　セルフ・マネジメント能力
3　看護情報の共有・活用におけるマネジメント能力
4　経営に関する能力・企画力
5　キャリア開発能力
6　リーダーシップ能力

看護実践に必要なマネジメント能力

1

❶ 看護実践において求められる能力

看護独自のケアと協働で行なうケアの総体である看護

　看護というものについて、国際看護師協会（ICN：International Council of Nurses、2002）は「あらゆる場であらゆる年代の個人および家族、集団、コミュニティを対象に、対象がどのような健康状態であっても、独自にまたは他と協働して行なわれるケアの総体である」と定義している。

　ところで、看護には看護独自のケアと他と協働して行なうケアの両方がある。看護師は臨床の場で業務を遂行する場合、すべての医療スタッフの行動を視野に入れて看護師としてのケアを立案する。これはすべての看護師が当たり前に行なっていることであるが、ケアには2種類があることを常に意識しておく必要がある。臨床の場では患者の変化する複雑な状況を的確に捉え、独自にまた他と協働して素早く対応することが重要なのである。

　ベナーはそのために求められる能力として、状況の主要点をつかむ感性をあげている[1]。状況の主要点を掴み、看護の方向性を見据えて的確な意思決定をし、ケアを遂行するのである。また、日野原は、看護記録に関する対談で、あふれる情報を今使える共有できる質の高い情報にサマライズ（要約）して伝える力が重要と述べている[2]。そのためには、看護独自の視点と多職種協働の視点、その両方から臨床推理・判断能力（クリティカル・シンキング）を高めていくことが不可欠となる。

ケアを組織化し実践する能力

　看護師は24時間、昼夜途切れなく患者の最も近くにいて、患者と家族の両方に関わるケアを継続して実践する。それも、対象患者は一人ではない。日常的に複数の対象を受け持ち、異なる複数の必要に的確に応え看護を実践していくのである。夜勤では、より多くの患者が対象となる。その中で看護師には、次の2つの役割が求められている。

1 看護独自のケアを行ない看護の専門職の視点からの情報を発信する役割

2 他と協働して行なう医療の経過と結果の情報を、変化を見逃さず発信して、対象の必要に的確に応え、多職種と協働してアウトカム（成果）を達成する役割

このような役割を遂行する上で、ベナーはケアを組織化し実践する能力が必要であるという。ケアを組織化し実践する能力'OrganizationalCompetency'と呼ばれ、この言葉には、「整理能力」と「組織の一員として組織全体の利益のために働く能力」の2つの意味があるという[3]。

「整理能力」とは、患者の多様なニーズや要求を調整し、順序づけ、優先順位を設定し応える、職務を整理する能力である。複数のアウトカムを達成するために、ケアをマネジメントし、意思決定した内容を整理して実践する能力ともいえる。また、実践に対する反応をモニタリングし、時には優先順位を入れ替え達成できるようにする能力も、整理能力に含まれる。

「組織の一員として組織全体の利益のために働く能力」については、キャスリンも、複雑な環境の中で効率よく実践を行なうために、看護職には組織を理解して動くスキルと、時間をマネジメントするスキルが求められると述べている。このスキルは看護実践教育の期待されるアウトカムのひとつとしてもあげられ、学生時代から培うべきものであるとされる[4]。

エリスらは、看護師には効果的・効率的にケアを組織化し、提供することが求められているという。この場合の効果的なケアとは、ケアによって状況が改善することを言い、効率的なケアとは、時間と資源と労力が最大限に活かされる組織的なやり方でケアが提供されることと言っている[5]。個々の看護師がケアを組織化して効果的・効率的に実施するためには、常に組織や多職種を巻き込むマネジメント能力が必要と言えるであろう。

では、何のために、何を目指してケアを組織化し、マネジメントしようとするのだろうか。無論、効果的なケアを実施し、目標や期待される成果を達成して、ケアの質を高めるためである。また、看護独自の機能である、患者の生命・生活過程への反応を生かしたケアを実施するためでもある。この目標を達成するために必要な看護師個々の行動を検証し、目標達成に役立つ行動感覚を養うように努めることが、看護師には求められるのである[6]。

この節では、次のような順序で看護実践におけるマネジメント能力につい

て解説していく。

①看護師自身が状況の主要点を把握し、看護としてすべきことを的確に
　意思決定する能力
②多職種と協働して行なうケアをマネジメントする能力
③看護師個々が1日のケアを組織化し、マネジメントする能力

❷ 状況の主要点を把握し、看護として的確な意思決定を する能力

■ 看護の独自の視点と臨床推理・判断過程 ■

　患者の変化する複雑な状況の主要点を把握し、看護の方向性を見据え的確な意思決定をし、ケアを遂行するために必要とされる臨床推理・判断過程（Clinical Reasoning And JudgmentProcess）について、まず考えてみよう。

　日本看護科学学会（1995）は、看護過程について「看護を実践する者が、独自の知識体系に基づき対象の必要に的確に応えるために、看護により解決できる問題を効果的に取り上げ解決するために、系統的・組織的に行なう活動」と定義している。

　また、NANDAの看護診断の定義（2014）では、看護の焦点は、「実在あるいは潜在する健康課題／ライフ・プロセスに対する患者個人・家族・地域の反応」であるとされる。常に看護とは何かを自らに問い、健康と生活を鍵にして患者個々の反応に焦点をあて、看護によって解決できる課題を取り上げることが重要なのである。

　健康課題がその人の生活にどのような影響を及ぼしているのか、心理面にどのような変化を生じさせているのか、家庭や職場などの社会的役割や人間関係、ひいてはその人らしさにどのような影響を及ぼしているのか、看護師はこれらの患者の主観的な思いに着目して、アセスメントしなければならない（図2-1）。そして、患者を全人的に捉え、病気や障害、時には死を受容できるよう、また、セルフケア能力や意欲を引き出すような関わりが求められる。

　つまり、看護師の臨床推理・判断過程は、患者・家族の（生命・生活過程に起因する健康問題に対する）反応をもとに、あらゆる手がかり（Cues）と期待される成果（アウトカム、Outcome）を考え、収集した情報を分類し、

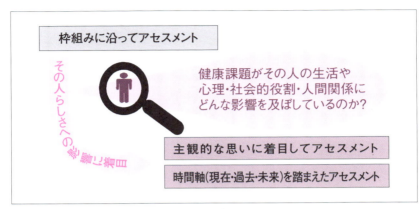

図2-1　看護独自の視点からのアセスメント

それらの関連性を解釈して仮説を検証していく過程である。

　看護師はまず、患者のおかれている状況や行動を観察し、複雑に絡み合っている状況の中で生じている事実（症状・徴候・行動など）の確認を行なう。次に状況を引き起こしている原因や誘因となる手がかりと、解決された姿の両方を見つめて、ケアの具体的方向性を描く。現在、過去、未来の時間軸からも捉え直す。そして看護が関わるべき課題を、ランクづけをして診断し、看護師がどのような成果について責任を負うのかを、多くの選択肢の中から意思決定するのである。

■ 臨床推理・判断過程に求められる思考 ■
拡散的思考と収束的思考

　ゴードンによれば、この臨床推理・判断過程における思考の前提となるのは、2つの思考能力であるという[7]。拡散的思考と収束的思考である（図2-2）。

　拡散的思考は、解決の方向を模索し、ケアの方向性を追求していく思考である。状況を引き起こしている根拠を探り、何を目指してケアを実施するのかなどを、徹底的に問う姿勢であると言ってもよい。今までの知識を活用し、様々な観点から患者のおかれている状況に関する情報を収集し、事実の確認、根拠となる症状・徴候、原因・誘因などの手がかり（Cues）を多面的に探り、今後の可能性、解決された姿をあらゆる方向から描いて、期待される成果（アウトカム、Outcome）を予測する。

　収束的思考は、分析的に筋道を立て、明確な一定の方向にまとめていく思

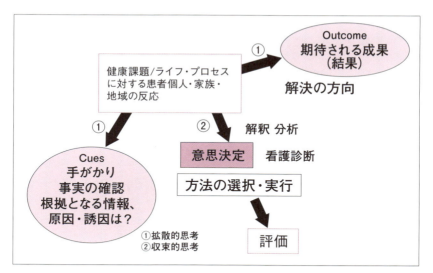

図2-2　看護師の臨床推理・判断過程　(文献7)を参考にして著者作成）

考である。情報の関連性を解釈・分析し看護師がどのような成果について責任を負うのかを明らかにし、看護が関わるべき課題を意思決定し特定する。

状況の主要点を把握する力を育む拡散的思考

　日本では看護診断を行なう際、情報収集した事実から当てはまる診断名を探して診断するという、収束的思考だけを用いることが多い。しかし、収束的思考だけでは、状況の主要点を充分に把握できない。あらゆる方向から、手がかりと、解決された姿であるアウトカムを常に比較しながら思考する拡散的思考を用いる必要がある。それによって、状況を引き起こしている本質的な原因の見落としを防ぐことができる。

　また、多くの診断名をあげて即実践に移るのではなく、問題と考えられるものの重要度・優先度を重みづけ（ランクづけ）する必要がある。例えば、次のようなことを考えなければならない。

・速やかに対処すべき生命の危険度が高いものは何か
・患者・家族の主観的な思いや苦痛度からみて優先度が高い問題は何か
・今の時点での根源的な（他の問題への影響度が高い）問題は何か

そのようにして目指すべき成果を見極めた後、いくつかの重要度の高い問題に収束させていくのが看護診断の過程である。

また、状況は常に変化する。臨床現場では、ひとつの方向で行き詰っても、待ったなしで対応しなければならない。拡散的思考を重ねておけば、視点を変えてより状況を見つめ直すことが容易になる。問題を再考し直し、患者の個別の生活、考え方に即して解決する糸口を探すきっかけになる。常日頃の拡散的な思考の積み重ねが、個々の看護師の引き出しを増やし、より良いケアの実践を導くことになる。

ベナーと共にナラティブの研究を繰り返してきたギボンスは、経験を積み重ね専門的知識が増大することで、学習者は状況認識の根本的な変化を体験するという[8]。新人看護師の時代には、状況の各部分の重要性がいずれも同じように思え、同じ熱意とスピードで応じようとして、結局、何もかも中途半端になってしまいがちである。それが看護師としての経験を積むにつれて、全体の中で重要なことは一部分だけであるという認識を持つようになる。つまり、主要点を直感で掴み、実践する能力が身につくというのである。

■ 看護師の意思決定の特徴と影響を及ぼす要因 ■
看護師の意思決定の特徴

看護師が看護を行なっていく際には、専門職として独自にさまざまな意思決定をすることが求められる。情報を分析し、さまざまな影響要因と考えられる中から原因・誘因を探り、さまざまな問題について重みづけをして診断し、問題リストを作成していく過程は、意思決定の連続であると言ってよい。また、それに続いて計画を立案し、実施する場面でも、さまざまな選択肢の中から、その時最良と思われるひとつの方法を選び、行ない、評価する。これらのプロセスのなかでも、さまざまな意思決定が必要となる。

看護師の意思決定について、キャスリンは、「看護師が可能なすべての選択肢や利益、リスクを知っているというのはまれであり、臨床で意思決定を行なう時には、ある程度の不確実さが含まれる」と述べている[9]。

現代は慢性疾患が主流になってきたことや、高齢化に伴い複数の病気を合併してもつ患者が増加したことから、医療の不確実性が高まる傾向にある。

慢性疾患が進行していくにしたがって、その治療の選択肢は実験的な性格を含んだものとなる。すなわち医師自身もしばしばその治療方法がどのような結果を生むかを正確に予想することができない[10]。確率論的側面が大きく、

その対象である主体の治療法に対する感受性や体力など、個別的要素によって左右される[11]。また、一人ひとりの医療関係者の持つ知識も専門分化され、限界がある。従って、看護師だけではなくすべての医療者が、このような医療の不確実性を、自覚しておかねばならない。

看護師の意思決定に影響を及ぼす要因

臨床での意思決定は、個々の看護師や関わる人々の価値観ばかりではなく、患者・家族との信頼関係、他の医療・福祉チームとの協力関係、部署の目標、施設の理念、政策や職能団体の声明にも影響を受ける。さらには個人が状況をどのように認知し判断するかを左右する文化的な規範に影響を受けるとも言われている[12]。これらの意思決定に影響を及ぼす要因を、図2-3に示した。自分自身の意思決定におけるこれらの影響度を把握し、自己の意思決定を見つめ直し、陥りやすい特徴を知っておくことが重要であろう。また、意思決定に関わる影響要因を全体的な視点から捉え直し、総合的に判断する能力も求められる。

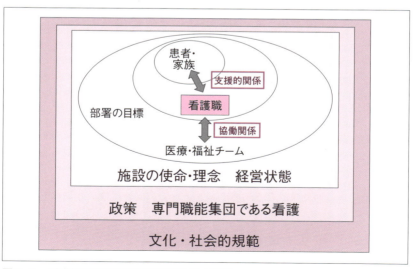

図2-3　看護師の意思決定に影響を及ぼす要因

人間関係

　人は、自分の生活や生命に影響を及ぼす内容についての意思決定に責任がある。

　従って、医療者は患者や家族が自己決定できるように、情報を提供する責任がある。看護においては、患者や家族と一緒に生活上のアウトカムを設定し、意思決定を共有するプロセスが重要であると言える。そのためにはまず、看護師に対し、患者や家族が自らの思いをありのままに表出できる関係にあるかどうかが重要である。具体的には、健康障害の程度、治療の継続が生活過程に及ぼす影響をどのように捉え、今どのような思いを抱いているか、どのように折り合いをつけて闘病生活を送ろうと考えているか、どのような根拠に基づいて意思決定しようと思っているか、意思決定する上での疑問は何か、などについての価値観を含めて共有できているかどうか、である。

　また、変化を見逃さずに状況を的確に捉えるためにも、日常的な関わりの中で、患者の行動や様子、訴え方や意思決定の特徴をよく観察しておく必要がある。患者が異常を自分で察知するために必要な情報を提供し、何か違うと気づいたことをすぐ訴えられる関係の重要性は言うまでもない。このような患者・家族との人間関係を基盤として、看護師は患者の置かれている状況の主要点を把握し、看護師としてすべきことを的確に意思決定することが可能になる。

　ギボンスは、看護師に求められる能力として、次のような三つの課題が明らかになったと述べている[13]。

> ①患者と効果的な治癒に結びつく関係を築き、
> ②その関係に正しい臨床知識を活用し、
> ③ケアの計画、提供、評価にあたり、同僚や仲間と効果的に協力する能力を持たなければならない

　対人関係の能力は、臨床判断能力の向上だけでなく、多職種と協力する上でも重要なのである。

組織の影響

　看護師の意思決定は、所属する組織（施設・部署など）がケアの実施を支援する組織であるかどうかの影響を受ける。

つまり、看護師が独自の視点からアセスメントし意思決定して、看護師の裁量権と説明責任をもったケアを実践することが保証されているか、看護師同士や、他の職種と協働的な関係が保たれているか、実践家としてのエキスパート・ナースの成長と発達を促進する組織であるか、などが問われることになる。

　看護師が臨床判断能力や意思決定能力に基づく実践を行なっていけるよう、組織や管理者は支援的な環境づくりに努めているか、阻害していないかを常に検証しておかねばならない。また、看護師自身も、組織の影響を把握し組織を変革する能力を身につけていく必要がある。それに加えて、所属する組織にとどまらず、政策の影響、職能団体としてのあり方などにも問題意識を持ち、施策化できる能力を身につけていくことも求められる。

❸ 多職種と協働して行なうケアをマネジメントする能力

　ここでは、多職種と協働で、また看護職同士が連携して、患者のアウトカムを達成するために必要なマネジメント能力について考えたい。

■ 看護記録の目的と意義の変遷にみる多職種協働の重要性 ■

　冒頭で、看護に関する国際看護師協会（2002）の定義を紹介し、看護には、看護独自のケアと他と協働して行なうケアの両方があり、そのことを意識して看護を実践することが重要であると述べた。

　この両方のケアの重要性は、看護記録の指針やガイドラインの変遷からも窺える。

　「看護記録および診療情報の取り扱いに関する指針（2005）」（日本看護協会編）では、看護記録の目的および意義について、次の7点が挙げられている。

　　1 看護の実践を明示する。
　　2 患者に提供するケアの根拠を示す。
　　3 医療チーム間、患者と看護者の情報交換の手段とする。
　　4 患者の心身状態や病状、医療の提供の経過およびその結果に対する情報を提供する。
　　5 患者に生じた問題、必要とされたケアに対する看護実践と患者の反応に関する情報を提供する。
　　6 施設がその設立要件や診療報酬上の要件を満たしていることを証明す

る。

⑦ ケアの評価やケアの向上・開発の貴重な資料となる。

これを、「看護記録の開示に関するガイドライン（2000）」と比較する。「看護記録および診療情報の取り扱いに関する指針（2005）」において、追加された項目は、4と5である。4は、他と協働してケアを行なった結果や変化を見逃さず新たな情報を発信する役割、5では看護独自に行なったケアの結果を患者の固有の反応に焦点を当て全人的視点からの情報を多職種に発信する役割である。

看護独自の視点を持ちながら他と協働をしていく上で、何が看護職に必要とされているかが明確に表現されるようになったわけである。

さらに、「看護記録に関する指針（2018年）」[14]（日本看護協会）では、看護職が活躍する領域や場が多様化していると同時に、保健医療福祉サービスはサービスに係る専門職・非専門職の協働のもとで実践・提供されるようになっている。このような状況において、看護記録は、情報を共有する際の重要なツールの一つであり、看護職は、健康と生活両面から網羅的に情報を収集することから、他職種やボランティアなど非専門職にとっても看護記録の有用性は高くなっているという。

そのため、看護記録記載の基本に次の3つの要素をあげ、新たな視点を打ち出している。

①看護実践の一連の過程を記録する。
②適時に記録する。
③保健医療福祉サービスの提供に係る専門職・非専門職や看護を必要とする人と内容を共有できるよう記録する。

記録する際は、関わる人々が誰もが理解できるような表現・用語を選ぶこと、具体的に、かつその場の状況を理解できるように記載する必要性が述べられている。超高齢社会において、「医療機関から暮らしの場」へ療養の場が移行していく時代にあって、独自性を打ち出した看護診断を用いた記録だけではなく、関わるすべての人々と共有できる記録のあり方を、再考することが求められている。

■ 看護実践の重要な構成要素である協働するスキル ■

ベナーも看護実践を構成する要素として、次の四つを挙げた。[15]。

1. 観察力の鋭い臨床判断をする。
2. 熟練した技術による医学・看護介入を実施する。
3. 患者や家族とケアリング関係を構築する。
4. 多職種による医療チームと協働作業をする。

これらはすべて、熟練したノーハウを必要とし、「臨床的なエキスパートであるだけでなく、協働して仕事ができること、つまり他者と協力することを知っていて、そのようなスキルを患者と同様に仕事のパートナーにも活用できること」がますます求められるという。

ギボンスは、多職種による医療チームとの協働作業について、チームワークとコラボレーションのそれぞれのレベルを次のように設定している[16]。

初心者：他の専門職の役割は理解できるが、ケア計画の作成の際は同僚の助けが必要になる
臨床家：すすんで患者ケアチームと協働する。経験の乏しいスタッフには指導者になる
上級臨床家：他の専門職のコンサルテーションを受ける、もしくは他のメンバーに受けるように勧告もできる。共同の意思決定を実践に生かし、他者へのリソースにもなる
臨床学者：他専門職によるチームを効果的に動員できる。仲間と協力して実践全体の標準を高め、常に仲間やチームメンバーの成長と創造性を奨励する

（照林社編集部：エキスパートナースになるためのキャリア開発、P107、表1の一部抜粋）

以上のことから、看護師には多職種と協働で、また看護職同士が連携して、患者のアウトカム達成に向けてゴールを共有し、チームで調整・連携・協働するために必要なマネジメント能力が求められていることがわかる。もちろん、ゴールの達成に向けて成果をモニタリング・記録・評価し、フィードバックする視点も求められるといえよう。

■ 多職種が協働して行なうケアをマネジメントするプロセス ■

まず、多職種が協働して行なうケアをマネジメントするプロセスについて整理しておこう。

求められる目標を明確化した多職種協働の重要性

多職種が患者中心に考え、目標を同じくして共に力を合わせて協働するためには、まず目標指向型（Goal Oriented）で集まった関係であることを自覚

する必要がある。従って、メンバーは次のようなことをそれぞれが描くことを求められる。

①どのような目標を持ち、何を目指して協働する必要があるのか。
②多職種が力を合わせて協働する課題は何か。
③そのために△△の専門職である私は、□□の役割を担う必要がある。
④それぞれが目標を自覚し自分の役割を演ずることで、どのような変化が対象者に見られるのか、アウトカム（成果）を共有する。

　田尾は、問題を直視し、必要な情報を共有し合うこと、チームの目標と共働する内容を明確にし周知することが重要と言っている[17]。つまり、お題目のように協働の必要性を唱えるだけではなく、この患者のこの状況では何について協働するのかを具体的に明らかにし、お互いが了解していることがまず必要であろう。

多職種協働の範囲とレベルを把握した調整

　多職種の協働が必要な状況においては、協働の範囲を考え、メンバーを決めなければならない。協働するためのレベルは、次のようにさまざまである。

・電話で報告や確認をとり調整するレベル
・あらかじめ指示を得ておくことで解決するレベル
・今すぐ集まってカンファレンスを実施するレベル
・日程を調整し、本人・家族も含めてカンファレンスを行なうレベル

　どのレベルであるかをあらかじめ考え、そのレベルに合わせ必要に応じて他の職種を動員し、場を設定する必要がある。この役割は、患者の一番近くにいる看護師が担うのが適切であろう。そのため看護師は、協働する範囲とレベルを確認し、適切な時を選んで情報を発信し、相談・紹介できる能力をつける必要がある。

共同の意思決定を行ない、目標を共有するためのカンファレンスの運営

　患者の意思決定を支援し、多職種が協働し、より実効性のあるカンファレンスをめざし、運営するための手立てを考える。

第一段階／患者・家族の意思決定の確認

　45ページで述べたように、人は自分の生活や生命に影響を及ぼす意思決定に責任があり、患者や家族が自己決定できるように情報を提供するのが医療者の役割である。今の時点でどのような根拠に基づいて意思決定しようと思っているか、健康障害の程度・治療の継続が生活過程に及ぼす影響をどのように捉えているか、どのように折り合いをつけて闘病生活を送ろうと考えているか、疑問点は何か、などを、まず確認しなければならない。持ち合わせている知識の程度と意思決定していく上での価値観、伴う感情、心の揺れなども、把握する必要がある。

第二段階／各専門職の視点からの判断（意思決定）と選択肢の提示

　医療現場において、医療者と患者・家族の間には情報の非対称性がある。田中らは、「情報の非対称性は、情報の量だけではなく、情報の内容の理解力とそれに基づく判断力、情報を用いた実行力を含めた概念として捉えるべきである」という[18]。各専門職が必要と判断したことを情報提供し、選択肢を提示する際には、伝えたことで安心するのではなく、伝わったかどうかを確認し、その情報を用いて複数の選択肢の中から決定する能力が備わったか、その後どのような行動を取っているかを含めて支援しなければならない。

第三段階／全体像の共有

　前二段階の過程を共有することで、それまで各メンバーが描いていた患者像を修正し、一緒に全体像を描く。そのためには、表面的な意見だけではなく、意図や関心なども含めて率直に意見を出さなければならない。このカンファレンスは、他の人の意見と照らし合わせることによって、自分自身の見方、それぞれの専門職の見方や価値のおき方の相違に気づく機会ともなる。

　野中は、ケアカンファレンスについて、「多様な角度からの見立てと手立てを話し合う場であり、自らの専門性だけではなく、他の見地からの見立てを参考に全体像を浮かび上がらせていく場である。広げる（多様な角度から）発言、深める（掘り下げる見立て）発言、補足する発言、まとめる、方向性を明確に言い切る発言が求められる」という[19]。カンファレンスでも拡散的思考と収束的思考が求められると言えよう。

第四段階／患者・家族の意思決定を擁護したアウトカムの設定

　患者や家族と、関わる職種間で意思決定過程を共有し、アウトカムを設定する。最善策を見つけるのは難しい場合が多いので、何とか折り合いをつけ得る解決策を求めて、時には対立しながらも合意形成に向けて話し合う。

　ここで大切なことは、患者・家族の意思決定の擁護である。エリオット・ミシュラーは、医師─患者の相互作用を、医学の声と生活世界の声との間の対話場面と呼ぶ[20]。医師が目の前にいる患者に、選べる治療の選択肢の提示や最善の臨床判断的に基づく勧告を行なう場合、患者の生活世界の声を細心の注意を働かせて共感的に耳を傾けなければ、その患者の生活をふまえた上での判断を提示することはできない。患者がどういう治療を選ぶべきかの判断を自分で下す過程の中で、医療の「専門性」を越えて、実質的な理解ができるために、医師は時間的余裕を持ち、真摯な姿勢で患者に接する努力と忍耐が必要となる。だが、実際の臨床の場面では、一方的な説明に終始し、医学の声が生活世界の声をかき消すことが頻繁に見られる。

　加えて、現在は専門分化が進み、さまざまな専門職が患者と関わるため、誰がどのような情報を患者に提供しているかすら不明確なほどである。誰かがそれらの情報を整理し、調整する役割を担わなければ、患者を混乱させかねない。患者を中心として連携し、生活の視点に立ったアプローチをする努力が必要になる。

　熊倉は、この医療従事者のインフォームド・コンセントをめぐる連携について、次のように述べている[21]。

　臨床において、そこに関わる専門性を持つ多領域の人々を結びつけるのは、その人々の視線が臨床という現象へ、臨床における人間へと復帰した時である。それぞれが専門性を保ちながらもそれを越えようとする動きであるから、必要とされるのは、専門性の間での努力というよりも専門性を越えようという動き（trans-disciplinary）である。

　他の専門職の専門性を具体的に理解しつつ、看護職として「患者」を中心において意思を擁護し、個々のメンバーが専門性を越えて協働できるよう調整する役割が求められている。

第五段階／実践・モニタリング・評価

　共同の意思決定の結果、合意したアウトカムを達成するために、各専門職がプランに基づいて治療やケアを実施する。

　その過程で得られた知識、行動レベルでの変化に関する情報を発信し、患者・家族の反応をモニタリングした上で、評価・プラン修正のためのカンファレンスが必要であるかを判断する。また、施設内の資源だけでなく、地域資源をつなぎ、必要な資源がない場合は創出に向けて働きかけることも必要になる。

　このモニタリングや評価においては、情報を要約し、伝える能力が求められる。

具体的に協働の効果を体験し、評価する

　Lemieux-Chariesは、Integrated Team Effectiveness Model（ITEM）を開発し、チームの効果として次のようなものをあげている[22]。

　　1 客観的効果（患者の状態、チームの質、組織の成果）
　　2 主観的効果（チームの感覚、メンバーの感覚）

　それ以外に、チームの凝集性、コミュニケーションなどが、チームワークの構成要素として挙げられている。病院、施設などでは「緩和ケアチーム」「認知症、脳卒中リハビリチーム」「栄養サポートチーム（NST）」などのチームがよく見られ、協働によるアウトカムの改善を具体的事例を通して体験する。それらをチームの成長のモデルや指標などと合わせて評価していくことで、効果をそれぞれが実感し、その過程を積み重ねていくことが協働して行うケアのマネジメント能力を高めるためには重要になるであろう。

■ 多職種協働を行なう時の前提として知っておくべきこと ■

　協働は、意識して取り組まなければ困難を伴うものであると言われることが多い。また、協働の必要性が叫ばれていても、具体的な方法についてはさほど紹介されていない。この項の筆者は地域のケアシステムの構築に向けた多職種協働の取り組みや、高齢者の終末期において多職種協働でいかにケアの質を高めるかについての研究を行なってきた。その中で明らかになった、違いを超えて協働するための前提として知っておくべきことと、看護職としてできることをまとめておく。

各職種の機能を具体的に理解していること

まず、多職種協働のチームアプローチは、他職種の専門性を理解することから始まる。どの職種が何を得意とするのか、彼らは専門家としてどんな情報を持っているのか、また、彼らの価値はどこに置かれているのか、それらを理解することは非常に重要なことである。

たとえば、失行失認の患者を多職種でケアしたとしよう。メンバーは、作業療法士、言語聴覚士、栄養士がどのような関わり方をするか、それによってどのように効果が上がるかを、目の当たりにする。その体験の共有によって、次回からは進んで協働しようとする意識が生まれるのである。

用語に注意すること

同じ用語を使っても、皆が同じイメージを描いているわけではない。確認せずにわかったつもりでいると、実際の場面で食い違いやズレが生じることが多い。たとえば「生活」という言葉ひとつとっても、医療職と福祉職では観察する際の鍵になるものが異なる。医療職は健康を鍵に生活をみる。福祉職は生活の連続性の視点から経済・労働状況も含め歴史的構造的に生活を捉える。

それぞれ教育背景も違うので、同じ用語を使っていてもイメージにズレを感じた場合は、そのつど確認し合うことが重要である。

職種間の葛藤（コンフリクト）はあって当然と考えること

職種間でのコンフリクトは、あって当然である。意見の違いがあるからこそ、同一職種では得られなかった成果が得られる。田尾は、「考え方が対立し競合することで、意見が揉まれ練られて、以前は思いもつかなかったような体験に至ることがある。見解が対立することでしばしば上質のアイディアを生み出すこともある」という[23]。協働することで、チームは新たな価値の創造のレベルまで成長し得るのである。

今井らは、ネットワーク組織論の中で、「さまざまな異なる領域の異質性を尊重しあい、それらの間の接触面（インターフェイス）をどう作るか、つまり多様で異質な要素の編集ということが基本的に重要な問題になる」と述べている[24]。コンフリクトを前向きに働かせる仕掛けが、重要になるのである。

まず、価値観の違いの葛藤が必ずあることを受け入れて、対立するさまざまな価値のなかに身をおく。そのなかで自分自身の価値観が改めて明確化され、看護職に対する期待も見えてくるという体験が重要であろう。

❹ 1日のケアを組織化しマネジメントする能力

ここでは、看護師個々がケアを組織してマネジメントする能力、つまり複数の患者に実施する看護独自のケアと多職種と協働して行なうケアを1日の業務の中に整理し直し、マネジメントしていくために必要な能力について考えたい。

■ アウトカム（成果）の達成に向けて予測に基づき企画する力 ■

1日の予定を順序よく計画するために、ワークシートや行動計画表を活用する。

ワークシートを用いて、現実的な時間の見積もりをし、1日の計画を立てていくプロセスを具体的に考えてみよう。

①それぞれの患者のアウトカム達成のために、行なうケアを考え組み立てていく。

まず記録を確認、申し送りを受け、必要時患者を短時間に訪室し、情報を収集して計画立案の根拠とする。患者が計画に主体的に参画できるように、患者の反応および患者自身の今日の目標を確認する。

②時間が指定されていること、他と協働して行なうこと、ルーティンの処置やケアを確認する。

③看護として独自に「すべきこと」を計画する。

常に看護の独自のケアである、患者や家族のセルフケア能力や生活の質を高めるケアを考え、行動することが基本になる。そのために必要な患者と共に考える時間を捻出する。

④優先順位をつける。

実施にあたっての優先順位は、（1）生命の危険度への影響（マズローの階層説を常にイメージ）、（2）根源性（他の問題へ及ぼす影響度の大きさ）、（3）患者・家族の主観的な思いや苦痛度、から決定する。看護過程において問題の優先度を考え、問題リストを作成する場合の基本的な考え方とほぼ同じである。

三つの視点に基づいて重み付けをし、選択した内容を実践に移していく。

次の視点でワークシートを客観的に見直す習慣をつけることが重要になる。

「しなければならないこと」で埋め尽くされたシートではないか、他と協働して行なうことや共通に必要な観察事項のモニタリングだけになっていないか、それぞれの患者のアウトカム達成のために、看護の視点から創造し企画したことが含まれているかを検討する。

つまり、何のためにケアをマネジメントするのか、その目的を見失わないようにワークシートを作成することが肝要である。たとえばそれぞれの受け持ち患者には、退院などの期限を切った形で中期目標がある。その中期目標のアウトカムを意識し、達成に向けて本日の到達点は何かと考える。常にアウトカムを意識して、最適な方向に向かうようマネジメントすることが基本となる。

独自に「すべきこと」は、他と協働して行なうケアや、ルーティンの処置やケアのなかに組み込むことも可能である。柔軟に考えて組み込んでいく能力を身につける必要があり、これは後で述べるマルチタスキング（multitasking）の考え方につながる。

また、優先順については、今日できることには限界があり、一度にできることは一つだけである。アルファロ（2004）は、「行なう」ことに重点をおいて優先順を考える思考が重要であると言っている。

「今日解決すべき問題点はどれか、それを後日に延ばしたらどうなるか、ケアの最終的な成果を得るためには、今日のうちに、解決、軽減、多職種と連携しマネジメントすべき主な問題は何か、患者の持つ問題の中で今日実際に自分が取り組めるものはどれか」などである[25]。このような問いをたて、それぞれの患者について優先順を決定する。

マルチタスキング

次に、複数の患者に複数のアウトカムの達成にむけて、時間を有効に使えるようにケアを組織化するために有効であるのが、マルチタスキング（multitasking）である。これは複数の業務を同時に、または組み込んで実行することで、効果的・効率的にケアを行なうためには重要な能力と言える[26]。多重課題への対処として、取り上げられることも多い[27]。

新人ナースの頃の例が、ベナーの看護論の中に出てくる[28]。多様なニーズに優先順位をつけずに、同じスピードで同じ思いで応えようとする。整理する能力が乏しいため、廊下をいったりきたりすることが多く、疲れ果て自己

コントロール感なく１日を終える例である。そのような事態にならないように患者中心に、時間と動線を意識して、予測・予断する力を発揮しながら準備を周到にし、達成状況をモニタリングする。この繰り返しによって、マルチタスキングの力をつけていくことができると考える。次のような点に気をつけ、マルチタスキングができるよう努力することが求められる。

①患者中心に考える

業務中心ではなく、患者中心に向き合う時間を短くてもとる。時間の量より質で対応できるように心がける。患者と接している時間は相手に注意を集中する。

入院期間が短くなるなか、患者の微妙な変化に気づくためには、普段の状況を短時間でも注意深く観察し、いつもの反応を知っておくことが特に重要である。

看護独自にその日「すべきこと」を、他と協働して行なうケアやルーティンの処置やケアのなかに組み込むことを試みる。

②病室ごとに動線を考える

あの病室に必要なものは何か？――複数に対応できるよう準備を周到にする。

部屋を出て行く時は全体を見渡し、ベッドの下まで注意する気持ちで、心をそこに置く余裕を持つ。これは、ナースコールによる退室後すぐの訪室を避けることにつながる。

頻回なナースコールが予測される部屋には、あらかじめ２、３回戻るような順序にしておくのもよい。

③時間の配分を常に意識する

事前に状況を注意深く観察し、問題を先取りして時間の重なりを回避する方法を見つけ出そうとする姿勢は重要である。いろいろな工夫をしても、時間通りにしなければならないことの重複を避けられない場合は、リーダーやスタッフに早めに相談し、委譲する。

④遂行状況をモニタリングする

ケアの遂行状況をモニタリングし、メモをとる。患者の状況は刻々と変化し、医師の処置の介助や検査や診断・治療の予定時間はずれることが多い。状況に変化があった場合は、初めに考えていた優先順位を変更させて、その時の最優先課題を実施することになる。しかし、その時々

では、できること一つを選択することしかできない。その一つを選択する質を高めるためにもワークシートで全体を把握して、メモを書き加え修正することが重要になる。

　状況を再度アセスメントし、目標を達成するためにそれが最善の方法であるかどうかを考え、優先順位や介入方法を変えて、柔軟に対応するのである。

■ 自分自身の能力についてリスクマネジメントする力 ■
自分自身を正当に評価する

　自分自身の能力の限界を知り、能力を超える場合は、支援や指導を求めたり業務の変更を求めたりすることが、自分自身のリスクマネジメントである。ケアの質、医療の質を保証するために、これは重要なことである。

　アルファロは、クリティカル・シンキングをする人の特性として、まず「自分の力と強みをわきまえている」、次には「自分の限界と傾向がよくわかっている」をあげている[29]。プロフェッショナルには、自分自身を正当に評価する能力が求められる。

　また、『看護者の倫理綱領』日本看護協会、2003）の第7条にも「看護者は自己の責任と能力を的確に認識し、実施した看護について個人としての責任をもつ」とある。また、「自己の能力を超えた看護が求められる場合、支援や指導を自ら得たり業務の変更を求めたりして、提供する看護の質を保つよう努力すること、また、他の看護者に委譲する場合は、自己および相手の能力を正しく判断すること」とも書かれている。

的確な時期に報告・連絡・相談し、状況を共有できる

　報告・連絡・相談を具体的に説明すると、次のようになる。

○日常的に業務を開始する時、休憩をとる時、終了する時に、リーダー、などに報告する。
○異変を予測した時、気づいた時、速やかに周囲に連絡
○予定に変動が起きた時、周囲に相談

　うまくいかなかった時に相談して助言を受けるだけではなく、なぜ今日は

ケアを適切にマネジメントし、アウトカムに到達したのかを評価する機会を持つことは、ケアを組織化する能力を高めるために重要である。日常的にそのような打ち合わせができる環境があれば、異常が生じたり、クリニカル・パスでバリアンスが生じ予定変更が必要な場合でも先送りせず、状況を共有し、スムーズな対応ができることにつながる。また、多職種での対応が求められる場合でも、日頃から報告・連絡・相談を密にして、チームとして機能できる状況を培っていれば動きやすい[30]。このような組織風土を醸成することが重要である。

自分の業務と他に委譲できる業務を区別する

55ページで述べた優先順位の決定に加えて、さらに、自分の業務と他に委譲できる業務とを、はっきり区別することが重要である。

たとえば、清潔の援助やリハビリの送り迎えなどをいつもは委譲していたとしても、その患者の治療や訓練に対する今の思いを傾聴する機会や、退院への希望の実現のために家族と場を共有する必要性があると考えた場合は、時間を確保して自分で行なうといった具合に、柔軟に判断する能力が求められる。

一つひとつのケアにかかる時間を短縮する努力をする

入職後の新人看護師は看護技術に対して14％しかできないと思っているが、数ヶ月後には、90％ができると答えている[32]。当初は応用が必要な技術だけではなく、基本的なこともできないと答え、自信喪失に陥っていることがうかがわれる。

頻繁に行なわれる基本的なケアについても、実践能力を高めていく必要がある。基本原則に基づき、応用を繰り返していく中で自分にあった方法を見つけてコツを掴めば、時間を短縮できるようになる。ただし、初めからあれもこれも一気にできるようになることを目指すと、どれも中途半端になってしまう。

自己効力感を高めるアプローチも重要である。成長を自分でも実感できるように、行われる頻度が高いものから、習熟度を高められるよう取り組むのがよい。

永井は成長サイクルを図式化して示している[33]。人は、自分だけでは習熟度や成長に気づくことが困難であるという。組織の中で働くことによって自

分のおかれている状況に気づき、その時点で意識して取り組むようになる。意識してできるレベルを、意識しなくてもできるレベルにあげていくことで、ストレスがなくなる。その時点で、さらに学ばなくてはならないことに気づき、成長へのサイクルをたどっていくという。育てる側には、このような視点が必要であろう。

常にアウトカムに照らし合わせて評価し記録をする

　記録においても、日々、患者にどこまでアウトカムを達成できたのかを書く訓練をする。そのことが記録時間の短縮にもつながる。また、看護として関わること、他職種や非専門職に発信すべき情報を明確にわかりやすく記すことができているかを評価すること、そのことが専門職としての自覚を高め、多職種を巻き込んでいく力量を養なっていく基礎になる。自分自身の能力を高めていくためには、記録に基づく評価を地道に積み重ねることが不可欠であると考える。

2 セルフ・マネジメント能力

セルフ・マネジメントの意味

　ここでいうセルフ・マネジメントとは、看護師が充実したキャリアを達成する上で身につけることが望ましいと考えられる、自己管理全般を指す。セルフ・マネジメントを難しく考えるのではなく、職業とその他の生活領域で期待される役割を積極的に引き受け、遂行していくために自分で自分を方向づける羅針盤と考えればよい。マネジメントすべきテーマは、健康、時間、お金、仕事上の目標達成等々、様々に存在するが、ここではストレス・マネジメントとライフ・ワーク・バランスの実践について述べる。

❶ ストレス・マネジメント

　ストレスという言葉は、私たちの日常生活の中で頻繁に用いられている。急速な社会変化による従来の価値観の崩壊があり、同時に競争社会といわれる現代では、ストレスは望ましくないものとされる。そのため、いかにすれば防止あるいは除去できるかという観点から取り上げられることが多い。まずは既存のストレス理論とストレス対処理論について整理したうえで、看護師のワークストレスとそのセルフ・マネジメントについて考えてみる。

■ ストレスとは何か ■

　ラザルスとフォルクマンによると、ストレスという用語は14世紀に既に存在し、辛苦、苦境、逆境、苦悩などを意味する用語として使われていた[34]。17世紀には、物理学の分野で「ストレスは力の加わる場所への内部からの力であり、ストレインは、対象の変形や歪みである」と定義された。19世紀になると、このストレスとストレインが不健康のもとになると考えられるようになったのである。ストレッサーの一例を表2-1に示しておく[35]。

表2-1　ストレッサーの一例

外部ストレッサー	物理的・化学的・生物的ストレッサー	天候・寒暖の変化・時差・高度・振動・放射線・外傷・拘束・騒音・アルコール・薬物・酸素欠乏・細菌
	社会的ストレッサー	他者からの期待や要求・人間関係のトラブル・社会規範や習慣・道徳・文化
内部ストレッサー	精神的ストレッサー	不安・緊張・怒り・焦り・取り越し苦労・自尊心・好奇心・探究心・危険・試合・試験・手術
	身体的ストレッサー	空腹・渇き・疲労・発熱

（河野友信、石川俊男：ストレス研究の基礎と臨床、至文堂、p205、1999より）

キャノンの緊急反応説

　キャノンは、犬に吠えられて情動的興奮状態に陥った猫の反応（瞳孔散大、心拍数増加、血圧上昇、掌・足裏の発汗、血管収縮、筋肉収縮力増大、筋肉疲労回復力の向上、胃腸運動の抑制、唾液・消化液の減少など）が、アドレナリン分泌によることを見出した（図2-4）[36]。危険にさらされた猫は、生存のために犬と戦う危険に立ち向かうか、逃げ出すか、瞬時に選択しなければならない。そのために筋肉を最大限に使う必要があり、準備としてアドレナリンが分泌されるというわけである。キャノンはこれらの反応を、敵に出会ったときに闘争するか逃走するかの緊急事態の下で生じる動物の緊急反応と呼んだ[37]。

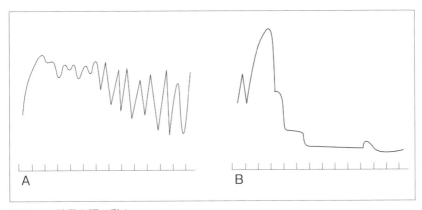

図2-4　情動と腸の動き
左は安静時のネコの「静かな」血液を加えた時の腸切片の動き。右はイヌをけしかけてネコが興奮した時の「興奮した」血液を加えた時の腸切片の動きで、腸の動きが抑制されている。

（林峻一郎：ストレスの肖像、中公新書、1993より）

2　看護者に求められる資質・マネジメント能力

61

セリエの汎適応症候群

　ストレス刺激にさらされた時に生じる生理的反応の共通性を説明したのが、セリエの汎適応症候群という概念である[38]。ストレス刺激にさらされた生体は、ホルモン系や自律神経系の活動を活発化させ、その刺激に対抗できる態勢が作られるという。セリエはこのプロセスを3期に分けて説明した（**図2-5**）[39]。

第1段階：警告反応期

　ショック相と反ショック相に分けることができる。ショック相はストレッサーによる直撃を受け、全身の生命維持機構が混乱に陥っている状態で、体温降下、血圧降下、低血糖、神経系の活動抑制、筋緊張の減退、血液の濃縮、毛細血管透過性の亢進、アシドーシス、白血球の減少ついで増加、エオリン好性白血球減少、リンパ球減少、急性胃腸びらんなどが現れる。この相の後、反ショック相が現れる。反ショック相では基本的にショック相と反対の症状（ただし、白血球増加、エリオン好性白血球の減少、リンパ球の減少は継続する）が発生する。

第2段階：抵抗期

　ストレッサーに対する生体の適応過程であり、抵抗力が維持されて一見安定した状態を示す。反ショック相と同様の生理的状態を維持し、特に全血中コレステロール及び脂質、血糖、基礎代謝等が増加する。しかし、この時期は、抵抗しているストレッサーに対しては抵抗力が強いが、他のストレッサーに対しては、通常よりも抵抗力が低下する。

第3段階：疲弊期

　ストレッサーが解消されず、ストレス状態が持続あるいは繰り返されると、生体はこれ以上の適応を達成できずに耐え切れなくなる。すなわち、生体の防衛反応が限界を超え死に至ることを意味する。

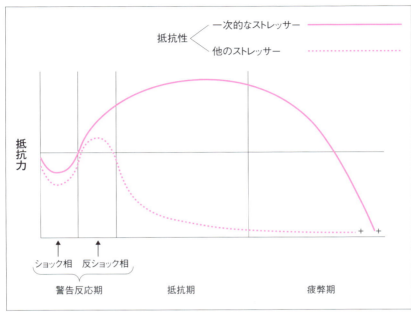

図2-5　一般適応症候群の段階

(河野友信、石川俊男：ストレス研究の基礎と臨床、至文堂、1999より)

ラザラスの認知論

　表2-1に示したようにストレスの種類は多種多様であり、同様のストレッサーにさらされても、人によって経験するストレスは異なる。ラザラスは、ストレッサーを意味づけ、解釈すること（認知的評価）の違いが、個人が経験するストレスの程度の違いを生み出すと考え[40]、図2-6に示したような認知的評価に基づくストレス理論モデルを著した。

　ストレッサー（刺激）にさらされると、個人は、この刺激が自己を脅かす脅威であるのか、そうでないのかというレベルの評価（一次的評価）を行なう。脅威的ではないと判断すれば、ストレスは生じない。ここで脅威的であると評価されると、二次的評価過程に送られる。

　二次的評価では、この脅威に対して対処の方法はあるか、どの方法が効果的かという観点で評価される。一時的評価で脅威的と判断されたストレッサーであっても、二次的評価で効果的な対処があると判断されれば、そのストレッサーは脅威とはならない。ストレス反応が起きれば、このストレス反応が再

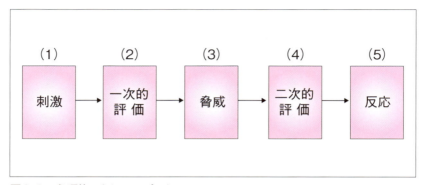

図2-6　心理的ストレスのプロセス　　（一谷彊編：実験人格心理学、日本文化社、1974より）

びストレッサーとなって再評価の過程が生起する。この再評価の過程では、対処行動の適切性が評価される。ラザルスは、このような過程を経て、最終的なストレス状態が決定されるとした。

慢性ストレッサーと急性ストレッサー

　日常的なストレス状態の要素として、急性・慢性のストレッサーの影響を指摘した文献は多い。ラザルスとコーエンは、ストレス状態の生起にとって、日常的な生活場面で生じるいらだち事が重要なファクターであると述べた[41]。宗像らは、日常的なストレス状態を測定する尺度を、日本人向けに作成している（**表2-2**）[42]。

　また、ホームズとラヘは、生活環境の急激な変化が急性ストレッサーとなって個人のストレス体験に影響を及ぼすと考え、急性ストレッサーの蓄積が病気に結びつくとした[43]。ホームズとラヘによる「社会的再適応評定尺度：生活出来事質問票」（**表2-3**）は、約4000人の被験者に、結婚後に以前と同じ生活パターンに戻るために要したストレスの程度を基準（50点）として、人生上での出来事（43の変化）がどの程度ストレスとなるか評定させたものである。出来事の数字（マグニチュード／ストレス値）が、受けるストレスの程度を表している。ストレス値が200～299で50人が、300点を超えた場合は、80％の被験者が次の年に重大な健康上のトラブルを経験することを見出した。

表 2 - 2　日常いらだち尺度

 1 ）自分の将来のことについて
 2 ）家族の将来のことについて
 3 ）自分の健康（体力の衰えや目や耳の衰えを含む）について
 4 ）家族の健康について
 5 ）出費がかさんで負担でいることについて
 6 ）借金やローンをかかえて苦しいことについて
 7 ）家族に対する責任が重すぎることについて
 8 ）仕事（家事、勉強を含む）の量が多すぎて負担であることについて
 9 ）異性関係について
10）職場（学生の場合は学校）や取引先の人とうまくやっていけないことについて
11）家族とうまくやっていけないことについて
12）親族や友人とうまくやっていけないことについて
13）近所とうまくやっていけないことについて
14）家事や育児が大変であることについて
15）いつ解雇（学生の場合には退学）させられるかということについて
16）転職後の生活について
17）今後の仕事（家事、勉強を含む）が好きでないことについて
18）他人に妨害されたり、足を引っぱられることについて
19）義理のつき合いが負担であることについて
20）暇をもてあましがちであることについて
21）どうしてもやり遂げなければならないことが控えていることについて
22）自分の外見や容姿に自信がもてないことについて
23）生活していく上で性差別（男性の場合も含む）を感じることについて
24）不規則な生活がつづいていることについて
25）まわりからの期待が高すぎて負担を感じることについて
26）陰口をたたかれたり、うわさ話をされるのが辛いことについて
27）過去の出来事で深く後悔しつづけていることについて
28）公害（大気汚染や近隣騒音など）があることについて
29）コンピュータなどの新しい機械についていけないことについて
30）朝夕のラッシュや遠距離通勤（通学も含む）に負担を感じることについて

注）各項目について、それぞれ（1）大いにそうである、（2）まあまあそうである、（3）そうではない、の形に評価する。
自己評価で（1）を選んだものを1点として合計し、3点以上の場合は日常いらだち事が多いと判定。

（宗像恒次、仲尾唯治、藤田和夫、諏訪茂樹：都市住民のストレスと精神健康度、精神衛生研究、32：49-68、1986より）

2 看護者に求められる資質・マネジメント能力

表2-3 社会的再適応評定尺度：生活出来事質問票

生活出来事	マグニチュード
1）配偶者の死亡	100
2）離婚	73
3）夫婦別居	65
4）刑務所などへの収容	63
5）近親者の死亡	63
6）本人の大きな怪我や病気	53
7）結婚	50
8）解雇（による失業）	47
9）夫婦和解	45
10）引退・退職	45
11）家族員の健康面や行動面での大きな変化	44
12）妊婦	40
13）性生活での困難	39
14）新しい家族員の加入（例えば誕生、養子、老人の同居）	39
15）再適応を要する仕事上の大きな変化(例えば合併、倒産、再編成など)	39
16）経済状態の大きな変化(例えば通常よりかなり良い、あるいは悪い)	38
17）親しい友人の死亡	37
18）業務・配置転換	36
19）夫婦の口論回数の大きな変化(例えば子どものしつけや習慣などに関して、多くなった、あるいは少なくなった)	35
20）1万ドル以上の借金やローン（家を購入、仕事上の借入金）	31
21）借金やローンの抵当流れ	30
22）仕事上の責任の大きな変化（例えば昇進、降格、転属）	29
23）子女の離家（例えば結婚や進学のため）	29
24）義理の親族とのトラブル	29
25）顕著な個人的な成功	28
26）妻の就職や退職	26
27）本人の入学や卒業	26
28）生活条件の大きな変化（例えば家の改築、住宅環境の変化）	25
29）個人的習慣の修正（例えば服装、マナー、交際関係など）	24
30）上司とのトラブル	23
31）勤務時間や労働環境の大きな変化	20
32）転居	20
33）転校	20
34）レクリエーションの形や量の大きな変化	19
35）教会（宗教）活動上の大きな変化	19
36）社交的活動の大きな変化(例えばクラブ、ダンス、映画や訪問など)	18
37）1万ドル以下の借金やローン（例えば自動車購入、テレビ、冷蔵庫などの購入）	17
38）睡眠習慣の大きな変化(少なくなった、多くなった、あるいは睡眠時の変化)	16

39) 団らんで集う家族員の数の大きな変化（いつもより多い、少ない）	15
40) 食習慣の大きな変化	15
41) 長期休暇	13
42) クリスマス	12
43) 小さな法律違反（例えばスピード違反、信号無視、治安妨害など）	11

注）マグニチュード：環境の変化が心身に与える衝撃の強さ、ストレス値

（横山博司、岩永誠：ワークストレスの行動科学、北大路書房、2003より）

■ ワーク・ストレスの要因 ■

　次に、働く個人が抱えるワーク・ストレスの要因を概観する。仕事に伴うストレスを欧米では、仕事ストレス（jobstress）または職業的ストレス（occupationalstress）という用語で説明するのが一般的である。しかし、ワーク（work）の方が仕事・労働・職業を包含した広い概念であり、賃金が

介在しない家事や宿題などの広い作業全般を指す[44]ことから、仕事と家庭における役割の両立に直面する看護師のストレスを捉えるには適切な用語と思われる。

　通常私たちは、組織に参画する形で仕事に携わる。したがってワーク・ストレスには、職務の特徴から派生するストレスと、組織特性によって生じるストレスがあると考えられる。

　渡辺・矢富は、「職業的ストレス」と「組織ストレス」を識別する分類を行なった（**表2-4**）[45]。この分類では、組織や職場が働く人々に強いる文脈に

表2-4　職業的ストレスと組織ストレスの分類

	ストレッサー	ストレイン	
組織・職場の社会的文脈と関連しているもの	組織ストレッサー 役割葛藤 役割曖昧性組織の人間関係 昇進・昇格・転勤・異動 勤務形態 家庭生活との葛藤 　　　　　　　など	組織ストレイン 職務不満 生産性の低下 離転職行動 コミットメント低下 　　　　　　　など	ストレス症状 神経症 うつ病 心身症 虚血性心疾患 バーンアウト 　　　　　　　など
従事している仕事・職務の特徴に関連しているもの	職業性ストレッサー 過重な仕事量 質的に困難な仕事 物理的悪環境での作業 　　　　　　　など	職業性ストレイン 作業性疲労 過労状態 　　　　　　　など	

（渡辺直登・矢富直美：ストレスの測定、渡辺直登・野口裕之編、組織心理測定論、白桃書房、1999より）

関連するストレスを、それぞれ組織ストレッサーおよび組織ストレインとする。それに対して、働く個人が具体的に担っている仕事や職務の特徴に関連するストレスを、職業性ストレッサーおよび職業性ストレインとして分類したのである。

ワーク・ストレスを正しく捉え、効果的に対処するには、個人のみならず組織的な取り組みが必要である。この分類は、ストレッサーの発見に着目する際、示唆を与えるものと言えよう。

■ ワーク・ストレスの対処法 ■

ワーク・ストレスの対処について扱う学問分野は、生理学、産業医学、公衆衛生学、臨床心理学、カウンセリング心理学、人間工学、産業・組織心理学などがあり、実務的な専門としては産業医療、産業カウンセリング、人的資源管理、人的資源開発などがある[46]。それぞれの専門分野によるアプローチの特徴を表2-5に示す。このように、ワーク・ストレスの問題には多くの専門分野が関与し、学際的な研究と実践が積み上げられつつある。

以下に、ワーク・ストレスとその対処についての、いくつかのモデルを紹介する。

因果関係モデル

クーパーとマーシャルの因果関係モデル[47]を、図2-7を示した。このモデルは、ワーク・ストレスの成り立ちを大きく4つの段階から捉えている。段階は、職場のストレス源、個人特性、不健康状態の諸症状、疾病へと順に影

表2-5　職業性ストレスに対するアプローチの分類

学術的専門性	アプローチの特徴
医学	職場の物理的環境としてのストレッサー、身体的なストレイン、個人の疾病治療に焦点を当てる
臨床・カウンセリング心理学	職場における心理・社会的なストレッサー、心理的なストレイン、個人の安寧の回復に焦点を当てる
人間工学	職場の物理的環境としてのストレッサー、個人の業績、組織環境の具体的改善に焦点を当てる
組織心理学	組織における心理・社会的なストレッサー、心理的なストレイン、組織環境の改善に焦点を当てる

（宗方比佐子・渡辺直登編著：キャリア発達の心理学、p203、川島書店、2002より）

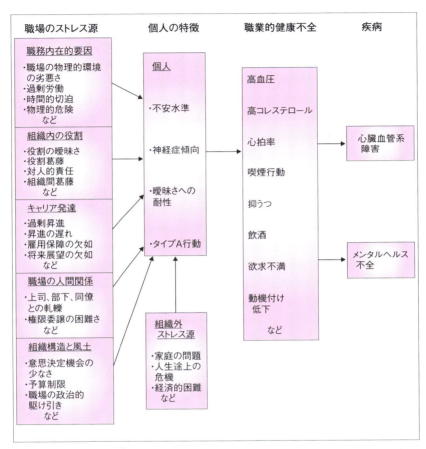

図2-7　因果関係モデル（横山博司、岩永誠：ワークストレスの行動科学、北大路書房、2003より）

響を及ぼしていることを示している。このモデルは、ワーク・ストレス研究が本格化する前の段階で出されたモデルであり、モデルの構造はいたってシンプルであるが、その後のワーク・ストレス研究に多くの影響を与えた。

調整要因モデル

　調整要因モデルは、因果関係モデルに調整要因を変数として加えたモデルである。米国の国立職業安全保健研究所（NIOSH）が提案している調整要因モデル48)を、図2-8に示す。このモデルでは緩衝要因が付け加えられており、ストレッサーからストレス反応への経路に緩衝要因が働きかけることで、

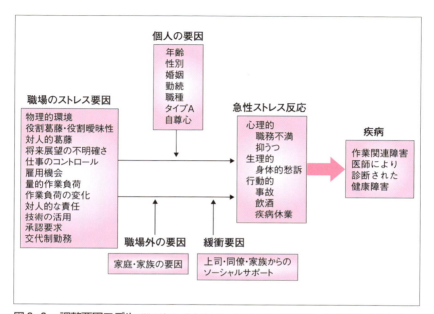

図2-8　調整要因モデル（横山博司、岩永誠：ワークストレスの行動科学、北大路書房、2003より）

ストレス反応の出現に影響を及ぼすことが想定されている。

　職場における上司や同僚からのソーシャル・サポートと家族からのソーシャル・サポートが、急性のストレス反応を緩和し、健康問題の発生を予防すると考えられている。また、個人の調整要因として年齢、性別、自尊心、タイプA行動といった個人属性が加えられており、個人の属性やおかれた状況によって、同じストレッサーにさらされてもストレス反応が異なることを説明するものである。

個人一環境適合（P-Eフィット）理論

　個人一環境適合理論は、個人と環境との適合状態や一致の程度がストレスの程度に影響するという理論である。図2-9[49]に示したように、個人一環境適合理論の構成要素は、「個人一環境」と「客観的一主観的」の2つの軸の組み合わせによって成り立つ4つの要素（客観的な個人、主観的な個人、客観的な環境、主観的な環境）を基本とする。

　「客観的な個人」とは、現実の存在としての個人の属性を意味し、「主観的な個人」とは自分の属性についての個人の認知を指している。「客観的な環境」

とは、物理的な存在としての環境であり、その環境に対する個人の評価は含まれない。「主観的な環境」とは、直面している環境への個人の認知を指している。これらの概念から、次の４つの適合関係が導かれる。

1. 客観的P-Eフィット（客観的な個人—客観的な環境の適合）
2. 主観的P-Eフィット（主観的な個人—主観的な環境の適合）
3. 現実との接触（客観的な環境に対する主観的な環境の程度）
4. 自己評価の正確さ（客観的な個人と主観的な個人との一致）

そして、これら両者の不適合が原因となって、ストレス反応や疾病を招くという。さらに、客観的不適合を調整するものとして対処（コーピング）が、主観的不適合を調整するものとして防衛（ディフェンス）が想定されている。個人と環境の適合の度合いは、個人の側からとらえれば「自らの欲求と環境が提供する機会の差異」であり、環境の側からいえば「環境が要求する遂行水準と本人の能力の差異」ということになる。

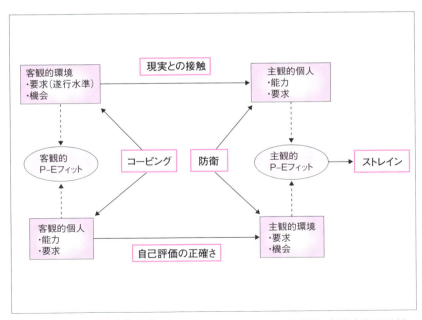

図2-9 個人—環境適合理論 (横山博司、岩永誠：ワークストレスの行動科学、北大路書房、2003より)

要求―コントロールモデル

　要求―コントロールモデルは、カラセックによって提唱された理論[50]で、ワーク・ストレスは仕事の要求度と個人が有する仕事上の裁量度の組み合わせによって決定するというものである。

「要求度」とは、次の3つから構成される。

1　職務の量的負荷（仕事量が多いなど）

2　職務上の突発的な出来事（時間的制約や切迫性がある、突発的に新規の仕事が入るなど）

3　職場の対人的な問題（仕事上の役割や責任、役割葛藤や役割の曖昧性など）

この3つのうち、特に職務の量的負荷が中心的位置を占める。

「裁量度」は次の2つの要素で構成される。

1　意思決定の権限

2　スキルの自律性

　図2-10に示すように、この2つの組み合わせによってワーク・ストレスは4つのカテゴリーに分類できる。

第1のカテゴリー／「高ストレイン・ジョブ」

　仕事の要求が高いにも関わらず裁量の幅が狭い特徴を持ち、ストレスの高い職務である。（例えば、航空機管制官、消防士など）

第2のカテゴリー／「能動的ジョブ」

　職務の要求は高いが自由裁量の範囲が広いので自分の能力やスキルを活かしているという実感が持ちやすいとされ、ストレスの程度は中程度である。（例えば、教師、カウンセラーなど）

第3のカテゴリー／「低ストレイン・ジョブ」

　職務の要求が低く、かつ自由裁量の範囲が広いので、最もストレスが低い職務といえる。（例えば伝統工芸職人など）

第4のカテゴリー／「受動的ジョブ」

　仕事の要求度も裁量度も共に低く、一定のペースで淡々と繰り返す仕事に特徴的で、ストレスの程度は中程度である。（例えば、工場の生産担当者）

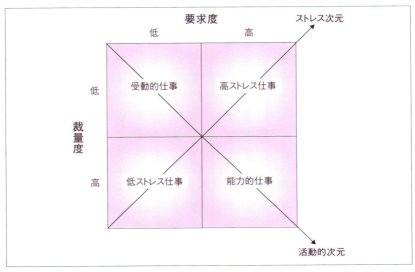

図2-10　要求—コントロールモデル
(横山博司、岩永誠：ワークストレスの行動科学、北大路書房、2003より)

努力—報酬不均衡理論

　努力—報酬不均衡理論では、ワーク・ストレスは、仕事の遂行のために果たす個人の努力の量と、その結果として得られる報酬の水準の不均衡によって決まると主張する（図2-11）。「報酬」には、賃金、周囲からの尊重、地位

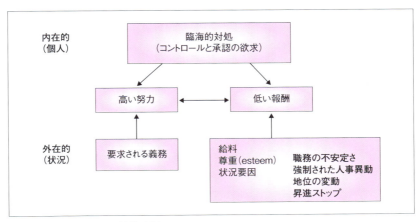

図2-11　努力—報酬不均衡理論
(横山博司、岩永誠：ワークストレスの行動科学、北大路書房、2003より)

のコントロールで構成され、単に経済的報酬のみならず人間関係的側面や自己実現の側面も含まれる。このモデル[51]では、多大な努力をしているにも関わらず、その努力が評価されず高い報酬に結びつかない場合、ストレス反応を起こすと考えられている。

■ 看護師のワーク・ストレス ■

　1990年代に、慢性的な看護師不足は看護師の労働環境・労働条件に由来するとして、看護師の仕事から３Ｋ（きつい・汚い・危険）要素を取り除く必要があるとマスコミを中心に喧伝された。世の中はバブル終末期で、軽佻浮薄な時代の空気の中における他者からのレッテル貼りではあったが、この指摘は、ストレスフルな職務の見直しや看護師の組織風土の問題に対し、内側から改善に向かうきっかけとなったことも事実である。

　看護師のワーク・ストレス現象として広く認知され、看護学研究もある程度蓄積した結果、組織的なサポート体制の重要性が指摘されているのは、「リアリティ・ショック」と「バーンアウト」であろう。近年は、中間管理職のうつ病が注目されている。

リアリティ・ショック

　リアリティ・ショックとは、「就職前の期待と就職後に経験する現実の間のギャップによって生じる組織への幻滅感」とされる[52]。リアリティ・ショックは、「ハネムーン期」、「ショック期あるいは拒絶期」、「回復期」、「解決期」の四つの段階を辿り、一般的なカルチャー・ショックとは異なる[53]と説明されている。

　初期は、肩こりや頭痛、風邪をひきやすいなどの身体的不調の自覚から、徐々に遅刻、欠勤しがち、転職願望の芽生えという風に、深刻な役割不適応の状態を呈するようになる。

　しかし、考えてみれば、それまでは学生であった者が初めて仕事の現実（リアリティ）に直面するのであるから、リアリティ・ショックは、組織人であれば誰もが皆体験する（してきた）ことなのである。「職場の現実」は一定であると仮定しても、「個人の期待」は新入看護師の数だけ存在するので、ギャップの姿は多様である。「こんなものだろう」と肯定できる者もいれば、「こんなはずじゃなかった」と落ち込む者も存在する。

　さらに、「職場の現実」とは単純に仕事の集積だけではなく、人の集まりを

も内包するので、「職場の現実」は、新人看護師個人と組織の相互作用によって微妙に反応する性質をもつ。「こんなはずじゃなかった」と一方が否定的に認知すれば、組織の反応もまた「こんなはずじゃなかった」と新人に幻滅し、悪循環に陥る可能性がある。

　おそらく、リアリティ・ショックから早期離職にいたるケースには、どちらか一方に原因があるというより、組織と個人の間で繰り広げられる見えざる相互作用が複雑に短期の間に働いた結果と考えられる。そのために、リアリティ・ショックの対策は、個人のみならず組織の課題ともなり得るのである。

加入儀礼としてのリアリティ・ショック／就職後の個人の課題

　このように、組織に参入する個人は皆体験することから、リアリティ・ショックを加入儀礼として説明することもできる[54]。仕事の社会における加入儀礼には「職場集団への加入儀礼（グループ・イニシエーション）」と「職場の仕事上の加入儀礼（タスク・イニシエーション）」の二つがあるという。すなわち、新人看護師の課題の一つは、職場集団に仲間だと認めてもらうこと、二つめの課題は、仕事ができるようになったと認めてもらうことである。とは言え、新人看護師の看護実践能力の低下とコミュニケーション能力の低下が問題視されているなかで、新人看護師がこの二つの課題をクリアしていくことは、大変重い仕事であることは否めない。

　少子高齢化の伸展と共に、貴重な看護の担い手である若い看護師への先輩からの期待は高い。「どうか辞めないで一人前に育って欲しい」と強く願うあまり、時として若い看護師の価値観や美意識、嗜好に迎合し、リアリティ・ショック期における個人の課題について、新人看護師に納得させる努力を怠っている看護管理者はいないだろうか。仕事の場が個人に求める基本的な要件は変わらないのであるから、経験を積んだ先輩が新人に不必要におもねることは、逆に人材つぶしになりかねない。現代の中間看護管理者に決定的に不足しているのは、この視点である。

リアリティ・ショック期を支援する／プリセプター・シップと組織の課題

プリセプター・シップの誕生と導入

　リアリティ・ショックに直面した新人を支援する、組織の対応として導入されているのが「プリセプター・シップ」である。これは1960年代の米国で、看護学生の臨床へのスムーズな移行を促進することを目的として教育者と管

理者によって編み出された方法で、役割の社会人化と成人学習の考え方を基盤としている。1974年に『Reality Shock』[55]が出版されて以後、リアリティ・ショック対策として、米国看護界で注目されるようになった。

　わが国の看護師に広く紹介されたのは、1985年の『マグネット・ホスピタル——魅力ある病院づくりと看護管理——』[56]によるところが大きい。この制度は、医療法改正に伴う駆け込み増床による看護師不足が叫ばれた、1980年代末から1990年代初頭にかけて積極的に導入されるようになった。看護師不足の解消のためには、給与をはじめとする看護師の待遇改善による量の確保と、教育による質の確保が不可欠[57]であり、新卒看護師の離職の原因はリアリティ・ショックによるものであるから、離職防止にプリセプター・シップが有効である[58]と、プリセプター・シップの導入が強調されたのであった。

わが国における問題点

　しかしながら、わが国におけるプリセプター・シップは、新卒看護師の組織化を推進し、リアリティ・ショックを緩和させるという当初の目的から徐々に乖離していく。指導者役のプリセプターの機会教育に位置づけられるようになり、ついには、プリセプターの重圧感による疲弊が問題視される事態に及んでいる。

　新しい制度を設計・導入するには多くのエネルギーを投入しているはずであるが、このように簡単に目的がぶれていくのは何故か。ぶれたまま放置し続けるのは何故か。それは、導入にあたって、それぞれの組織の問題に立脚した制度設計を怠っていたからではないだろうか。あるいは、看護界の流行に無批判に飛びついた結果ではないかとも思われる。

　プリセプター・シップにおける看護師長の役割行動調査[59]では、看護師長は、プリセプター・シップの導入と運営において、「対象者へのフィードバック機能」、「システムへのフィードバック機能」、「調整機能」、「説明機能」の四つの機能を果たしていることがわかった。そして、この四つの機能が十分発揮できているかを知るために、看護師長による自己評価およびプリセプティ、プリセプターによる他者評価を試みた。結果は、看護師長自身は高く自己評価していたが、他者評価は低く、特にプリセプターからの評価は低いものであった。いずれにせよ、実効あるプリセプター・シップの運用について、看護師長の管理機能を再考する必要があろう。

リアリティ・ショックを予防する／新人看護師の課題

隣地実習と実際の臨床現場の違い

　一般企業に就職する学生に比べて、看護学生は在学中から医療施設に赴いて臨地実習を経験しているから、医療・福祉の場にある程度なじんでいるはずである。それでもリアリティ・ショックが大きいのは、おそらく実習における臨床は、学習者のために意識的に設定された学習環境となっているからである。

　将来、「看護過程」を看護の道具として用いて看護を実践できるように、学生時代にその基礎力を養うことに重点をおくことから、多くの大学・養成所では基本的に1名の受け持ち患者を通しての実習形態をとっている。そして学生のために準備される患者は、様々に配慮して決定される。配慮の内容は、「学生を好意的に受け入れることができそうな人」「コミュニケーション能力に問題が無い」「死線をさまよっているような極めて重篤な患者は避ける」「学生が何らかのセルフ・ケア支援ができる程度に身体上の問題を抱えている」「感染症を持っていなければ望ましい」といったものである。さらには、「セクシャルハラスメントを回避するために、女子学生には女性患者を、男子学生には男性患者を」とまで配慮する場合もある。

　指導体制も、一定の要件を満たす専任の臨床実習指導者を配置し、指導者と担当教員は入念に打ち合わせを行なって、学生の個別性や学習進度を考慮した指導を行なっている。こうした配慮の全ては、学生に成功体験を持たせ、学習効果を上げたいからに他ならない。従って、学習の場としての臨床は、卒業後体験する「職場のリアリティ」とはほど遠いと考えてよい。

　また、看護基礎教育課程における技術学習は、患者の権利擁護・学習者の権利擁護の両面から、身体への侵襲が伴う技術を経験させることができないなど、年々困難となっている。

就職活動におけるセルフ・マネジメント

　大学3年生になると、学生たちは就職活動を開始する。機会を捉えてはクラブの先輩に実体験を聞く、各病院のホームページを閲覧するといった、居ながらの情報収集からはじめ、4年生の春には病院説明会に参加するなど、動く情報収集にシフトさせていくのが一般的な傾向のようである。彼らから就職先選びのポイントを聞くと、「現任教育制度が充実しているところ」という答えが最も多い。彼らは、看護実践能力の未熟さを充分自覚しており、現

任教育で面倒を見てもらえるところでなければ不安なのである。そのため、現任教育の充実度をホームページや病院説明会で確認しているという。

　学生の気持ちはわからないでもないが、現任教育制度の充実というサポートを受ければ、実践能力の向上が保証されると単純に考えるのは誤りである。その点を中心に情報収集を進めるのも、的外れと言えよう。なぜなら、病院ホームページも病院説明会も、「よそいきの服を着た病院の姿」に過ぎないからである。

　それよりも、普段着の病院を知ることからはじめた方がよい。めぼしい就職先についてある程度ターゲットを絞り込めば、直接病院に行なって、その病院独自の空気を肌で掴むことである。

　玄関周辺に掲げられた理念も読み、自分がその理念に共感できるかどうかを考えてみる。外来患者さんたちに共通する特徴はあるだろうか（顧客の層を知る）、患者さんに対応している職員の表情は穏やかか、笑顔はあるか、職員の言葉に他者への気遣いが感じられるか、職員同士が私的なやりとりをしていないか等である。

　少し歩いて設備や構造も見る。空間は十分取られているか、壁の色から受ける印象はどうか、壁に落書きは無いか、設置されている椅子やソファーの数は充分か、破損したり、汚れたままになっていないか、なんとなく不気味な死角になる場所は無いか、トイレの掃除は行き届いているだろうか、売店・レストラン・理髪店・ATMなどは充実しているか、等々。院内を探索したあとは、診察を終えた患者さんや近所の人達から、病院の評判について聞き取り調査をしてみるとよい。

　このようにチェックすべき項目を事前に作成しておき、入念に自分の目で確かめることで、リアリティ・ショックはある程度予防できる。何箇所かの候補病院を自主見学すれば評価の比較ができ、自分に合った職場が絞り込まれていくことになろう。これも、この稿のテーマであるセルフ・マネジメントのひとつである。

バーンアウト

　バーンアウトとは、昨日まで意欲的に働いていた人が、今日はその気が失せたように、いわば燃え尽きたように働かなくなる、または働くのを厭うようになること[60] で、燃え尽き症候群ともいわれる。マスラッハとジャクソンはバーンアウトを、「長期間にわたり人に援助する過程で、心的エネルギーが

たえず過度に要求された結果、極度の心身の疲労と感情の枯渇を主症状とする症候群」[61]と定義している。

バーンアウトは、元気によく働き、仕事の成果をあげる、いわゆる模範的な組織人として評価の高い人ほど陥りやすいといわれる。彼らは、その仕事ぶりによって組織から高い評価と期待を得ると同時に、仕事や職場に強く自我関与している。仕事や職場への思い入れが強いだけに、壁にぶち当たると一気にモチベーションが低下するというのである。

医療・福祉や教育など、ヒューマン・サービス産業の分野で働こうとする人は、もともと、仕事への思い入れの大きい人が多いために、この分野では他の産業組織より高頻度にバーンアウトが発生すると考えられている。

バーンアウトの組織要因／職業そのものに役割葛藤が内在している

ヒューマン・サービス産業分野の職種に何故バーンアウトが多いのか。田尾は、この職種に求められる「二律背反」性にあるという[62]。看護師の仕事の対象は医療従事者との関係において弱者であると位置づけられ、看護師は、弱者である人々に対しては、暖かく人間的に、献身的に接することが求められる。しかし、よい医療サービスの結果を得るためには、冷静で客観的な態度を堅持しなければならない。言い換えると、知的に、情緒的に技能を提供しなければならないのである。厳しさと優しさという2つの異なった心性を一人の個人の中に同時に両立させなければならず、これは深刻な役割葛藤の経験であるというのである。

米国におけるバーンアウト研究は1974年以降のことで、これは上質なヒューマン・サービスに対するニーズの高まりと軌を一にしているという指摘[63]がある。ニーズの高まりに対して、提供システムが対応できていず、サービス従事者が過負荷によるストレスを訴えるようになったというのである。

高度医療の実現と超高齢化社会の到来を迎えたわが国においても今後、ヒューマン・サービス産業分野のニーズは高まり続けるはずである。バーンアウトを働く個人の問題としてではなく、ヒューマン・サービス産業の構造的問題と捉え、システムとして解決していくことが重要となる。

バーンアウトの個人差要因

ストレッサーに満ちたヒューマン・サービス組織であっても、バーンアウトに陥りやすい人と陥りにくい人が存在する。セルフ・マネジメントを心が

ける上で、個人差要因について知っておく必要がある。

性格要因

　バーンアウトに陥りやすい人の傾向としては、「まじめ」「自己関与が高い」「完璧主義」の人があげられる。まじめでひたむきに働こうとする人は、あまりにも多くの仕事を熱心にやり遂げようとし、できなかった場合はできないことに深く悩みがちになる。また、自己関与の高い人は、多くの仕事の一つひとつにこだわりを持って完遂させようとするのだが、人間相手の仕事だけに成果は見えにくく達成感もなかなか得られない。また、完璧主義のスーパーマンになろうとする人は、妥協や中途半端が許せないために、ほどほどの引き際がわからず疲れ果てることになる。

　他には、「権威主義的」な人もバーンアウトしやすいという。権威主義的な人は、あらゆることに首を突っ込み、自分が全てをコントロールしないと気がすまないため、過大な自己拡大の結果、自らバーンアウトしてしまうというのである[64]。

　反対にバーンアウトしにくい人の特性は、「頑健さ」を持つ人だといわれる[65]。「頑健さ」とは、次の3つの要素から構成される概念である。

> **関与**：生活の出来事に積極的に関わっていこうとする意欲
> **コントロール感**：物事を自分の力で変えることができるという信念
> **変革信念**：安定よりも変化を望み、変化は成長につながるという信念

　頑健さは、ストレスを生み出す要因に対する認知的評価の枠組みを変えたり、それへの対処行動に影響を与えてバーンアウトを低減させると考えられている。

価値観

　性格要因とも重複する部分が多いが、「理想主義信念」の強い人がバーンアウトしやすい傾向にあるといわれる。この傾向の強い人は、理想と現実のギャップを強く感じるので、リアリティ・ショックに直面すると、行き詰まり感からバーンアウトを経験することになる[66]。

バーンアウトの症状

　バーンアウトはストレス反応と捉えられ、その症状（体験）は、初期の消耗感や疲労感、意欲の減退に留まらず異常行動に及ぶ場合もある。田尾はその症状を以下のように整理している[67]。

情緒的消耗感

　情緒的消耗感とは、仕事によって伸びきった、あるいは疲れ果てた感情で、もう働くことはできないといった気分である。戦い疲れた兵士のようなもので、これまで元気に戦ってきたがもう立ち上がれない、一歩も前に歩けないといった状態に似ていて、気持ちだけでなく体もいうことがきかない状態を指す。

消極的な見方

　脱人格化ともいえる、患者と距離をおこうとする姿勢である。自分自身の消耗から身を守るために、患者との接触をほどほどにしたり、避けようとしたり、突き放すようになる状態を指す。例えば、ベッドサイドに行く回数を減らし、ナース・ステーションに留まる時間が多くなった、事務書類の整理に没頭する、難しい専門用語を振りかざしてわざと患者に理解させないようにしようとする、以前のように一人ひとりの患者の個別性を重視するのではなく、十把ひとからげにケアを提供しようとする、等々。

固執的態度

　バーンアウトが進むと、以前のようにまじめに、真剣に患者のことを考えてケアを提供しようとしなくなった自分自身の行動を正当化しようとするようになる。これはやむを得ない、こうなったのは患者が悪いからであるなど、合理化を試みる。さらに、柔軟さに欠ける固執的な態度がみられるようになり、無責任な気持ちを持つようになる。自分がしなくても誰かがするだろうと傍観したり、改善や改革に伴う計画に反対したりする。

個人的達成感の後退

　するべきことを成し遂げた充実感が、実感できなくなる。また、実感できそうに無いと予測して、なおさら達成感を後退させる。成功体験が少なくなり、失敗体験が重なると自分への不信や疑念をさらに増強させ、無力感だけ

が大きくなる。

行動異常

　急に黙り込む、怒りっぽくなるなど、行動に安定性を欠くようになる。少しのことで腹を立てるなど、外界の刺激に敏感になり、職場だけでストレスを収めることができず、家庭や親しい友人関係までに持ち込み、人間関係に葛藤状況を引き起こすことがある。また、無責任な仕事ぶり、無断欠勤、転職へと続く場合もある。

バーンアウトの評価

　バーンアウトは、その程度と進行の具合によって様々なパターンがあると考えなければならない。消耗感の経験➡仕事のモチベーションの低下➡結果として達成感の得られない状況、という流れでバーンアウトを捉えるならば、どの時点のバーンアウトであるかを知ることで、その時期にふさわしい対処を講じることができる。ここでは、マスラック・バーンアウト尺度（MBI）[68]を紹介する。MBIは、**表2-6**[69]のように22の質問項目からなり、回答者は各項目に示されているような気持ちを、どの程度の頻度（一度も無いから、毎日のようにまでの7件法）で、どの程度の強さ（ほとんど気にしないほどから、非常に強いまでの7件法）で経験するかを自記式で回答する。頻度の得点と強度の得点には高い相関があり、頻度か強度かどちらか一方のみ回答させる方法が一般的となっている。

バーンアウトへの対処

表2-6　MBI尺度

Ⅰ．情緒的消耗感
私は自分の仕事で、情緒的な消耗を感じる
私は日々仕事を終えたあと、疲れ果てたと感じる
私は朝起きたときに疲労を感じ、その日の仕事を他の日にまわさなければならない
一日中人々と共に働くことが、私にとってはまったくの負担となる
私は自分の仕事で精根が尽きる思いがする
私は自分の仕事によって欲求不満を抱く
私は自分が職務に対し熱心に働きすぎていると感じている
人々と共に働くことは、直接に、私には多すぎるストレスを課している
私は自分が進退窮まる事態にいるような気がする
Ⅱ．個人的達成感（逆転項目）
私は自分の対象者がどのように物事を感じているのか、たやすく理解することができる

私は自分の対象者の問題を非常に効率よく取り扱っている
私は自分の仕事を通じて、他の人々の生活に積極的に影響を及ぼしていると感じている
私は非常に精力的であると感じている
私はたやすく自分の対象者とともにくつろいだ雰囲気をつくり出すことができる
私は自分の対象者に近しく働きかけた後、自分の気分が引き立つと感じる
私はこの仕事において、多くの価値のある事柄を成しとげてきた
自分の仕事において、私は情緒的な問題を非常に冷静に取り扱っている

Ⅲ. 脱人格化
私は自分がある対象者をあたかも彼らが人格をもたない「物体」であるかのように扱っていると感じている
私はこの仕事につく以前よりも、人々に対して冷淡になってきた
私はこの仕事が自分を、情緒的に無感覚にさせていくのではないかと心配している
私はある対象者の身には、何が起こっても心底からは気にしない
私は対象者たちが彼らの問題のうちの一部について、私を責めているように感じる

(田尾雅夫、久保真人：バーンアウトの理論と実際.心理学的アプローチ., p30、誠信書房、1996より)

職場でバーンアウトに苦しむ人を生み出さないようにするには、どうすればよいか。極論すれば、バーンアウトしにくい個人特性を持つ人を採用すればよいということになる。しかし、バーンアウトはヒューマン・サービスの仕事に特徴的なストレスであり、さらに、バーンアウトにかかりやすい人の方がヒューマン・サービスの仕事に向いている（適性を持つ）ということから、成果の高い仕事を生み出すコンピテンシーをもつ看護師（バーンアウトしやすい個人特性を持つ）を採用した上で、個人的、組織的にバーンアウト予防対策を考える必要がある。

個人的対処

バーンアウトは個人にとっても、組織にとっても不利益な現象である。バーンアウトに備え、個人的には自己の特性を評価し、ストレスに耐えられるように能力・資質を向上させることである。自分でできる技法として自立訓練法や筋弛緩法、認知的再構成法、ソーシャル・スキル・トレーニングなどがある。

組織的対処

病院組織は、看護職員はバーンアウトするものとして、事前に予防・低減のための体制を整えておくべきだろう。それには、職務環境条件の整備と改善（スタッフナースの裁量の幅を広げ自律性を保障する看護方式の実現）、教育研修制度の充実などがあげられる。

❷ 健康、ワーク・ライフ・バランスを保つための能力

看護師の人生設計とワーク・ライフ・バランス

　世界一の長寿国となったわが国では、人々のライフコースも大きく変わった。特に女性のそれは、一生を何人もの子どもを生み育てることだけに費やした時代からみれば、大きく様変わりしている。

　結婚や長子誕生などライフイベントを経験する年齢が、長寿化に対応する形で高くなっていること、定年退職後に長期の時間が発生していること、子どもの数が少なく、子育て期間が短縮していることなどが特徴的な変化である。人々（特に女性）は、長くなった一生の中で、家庭と職業を中心にした人生をいかに意味あるものにしていくかが課題となってくる。

　2007年、内閣府は「仕事と生活の調和（ワーク・ライフ・バランス）憲章」を策定し、仕事と生活の調和推進のための取り組みがより体系化・具体化された[70]。看護師の確保と定着が慢性的な課題となっている看護界においても、ワーク・ライフ・バランスの概念は大きな注目を集めている。これに先立って1985年に制定された男女雇用機会均等法は、1997年の改正で母性健康確保が強化され、育児・介護休業法（1991年制定）も、2005年の改正によって休業取得対象者の拡大、育児休業の期間延長に舵を切った[71]。

　女性の就業継続を支援するこうした法整備を受けて、2000年以降、看護師の「仕事と家庭の両立問題」による職業キャリアの中断が比較的軽減されてきているという報告[72]もある。ワーク・ライフ・バランスの考え方は、看護師のストレス対策とリンクするものでもあり、より広範に仕事を含めた看護師の人生全体を設計する上で有益な示唆に富む概念である。

女性の就業の特徴／仕事と家庭の両立

　かつて、看護の就労人口は圧倒的に独身女性で占められていたが、現代では、結婚後も働く看護師が増え、仕事のために独身を貫くというタイプも減少してきた。そのため、看護師も他の多くの働く女性と同じ課題を抱えている。女性の職業キャリアは、ライフイベント（結婚・出産・育児・老親の介護など）の影響を受けやすく、M字型カーブ（図2-12）の存在が示すように、男性のように直線的には進まない。

　国際労働機関（ILO）は、1981年の総会で「家族的責任を有する男女労働者

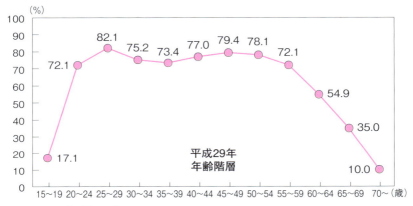

図2-12 M字型カーブ（資料：内閣府『男女共同参画白書 平成30年版』）

の機会均等および平等待遇に関する条約」（第156号）と勧告（第165号）を採択した。わが国では、1995年にこのILO156号条約を批准し、同時に育児休業法を改正して、育児・介護休業法となった。しかしながら、十余年を経過した今も、家族的責任の多くが女性によって担われているのが実情である。平成19年版国民生活白書においても、男性は仕事優先の生活を送っていることがわかる。未成年の子どもを持つ親が平日に子どもと過ごす時間について、日本、韓国、タイ、アメリカ、フランス、スウェーデンの6か国比較[73]において、わが国は、母親が平均7.6時間と調査対象国中で最も長いのに対し、父親は平均3.1時間と韓国（2.8時間）についで短い。わが国では父親は仕事優先、母親は家事・育児優先といった性的役割分担意識が根強く残っているものと考えられる。

　機会均等・平等待遇と謳いつつ、制度を作る方も、制度を実行する組織も、制度を使う働く個人も、三者三様に旧態依然とした価値観に縛られ、制度を活かせていないのが実情であろう。

ワーク・ライフ・バランスの実践による健康管理

　看護師が特に罹患しやすい疾患については、腰痛、感染症、交通事故、心の病が比較的多いのではないかと考えられる。また、数は少ないが、自殺・過労死、定年直後の悪性疾患発症、突然死もある。

　腰痛は、正しいボディメカニクスの知識不足にもよるが、人手不足と看護支援用具・機器の開発が遅れていることにも一因があると考えられる。

感染症は、針刺し事故による肝炎の発症が特徴的である。看護師自身が訓練によって手技の熟練に心がける必要もさることながら、マニュアルの整備などの後方支援や採血セットなどの衛生材料の改善が望まれる。他の感染症罹患は、疲労と関連している。インフルエンザや風疹、麻疹、流行性耳下腺炎等は、流行期に罹患する場合が多い。時に結核に罹患する場合もある。疲労の蓄積は免疫力を低下させ、思わぬ感染症を引き起こす。個人的対策としては、まず十分な睡眠である。交替制の不規則勤務に早く体をなじませ、いつでもどこでも眠れるように習慣をつけることが大切である。

　どのような近代的なデザインと機能を備えた病院であっても、病院は不特定多数の傷病者が出入りするのであるから、感染症の巣窟であると考えた方がよい。就業中の一行為一手洗いの徹底は原則であるし、退勤前手洗い・含嗽の習慣によって自宅に菌を持ち帰らないことも大切である。

　組織的には、院内に組織化された感染対策委員会などによる、感染症流行の情報提供や、予防に向けた啓発が実施されている病院が多い。また、インフルエンザは流行期に先立ち、組織的にワクチン接種を実施している病院が多いと思われる。

　交通事故は、疲労と深く関連していると思われる。夜勤明け、夜勤入りに発生することが多い。疲れている時はバイクや車を運転しないことに尽きるのであるが、利便さと時間の有効利用から、疲労を自覚しつつも運転してしまいがちである。組織としては、適正な夜勤回数と間隔を担保した勤務表の提供、充分な人員配置などの人的資源管理と、仮眠室や休憩室を整備して軽く疲労を回復させられる福利厚生的支援が求められる。

　ワーク・ストレスと心の病の関係は、近年問題になってきたものである。一般企業における平成14年の調査によると、最近3年間において「心の病」が増加していると回答した企業は48.9％（従業員3000人以上の企業では61.5％）で、最も多い疾患はうつ病であると回答した企業が72.3％（3000人以上の企業では84.6％）であった。さらに「心の病」で1ヶ月以上休業している社員がいると回答した企業は58.5％（3000人以上では89.7％）に上っている。ワーク・ストレスによって精神疾患に罹患する人々が増加していること、大企業でその傾向が顕著であることがわかる[74]。また、精神障害などの労災認定件数（**表2-7**）を業種別で比較すると、製造業、保健・衛生業で急増している。

　うつ病休職後は、本人が気負い張り切りすぎて失敗したり、職場の無理解などが原因で再発する場合が多いため、職場復帰支援について体制を整える

86

必要がある。表2-8に、うつ自己診断テストをあげておくので、セルフ・マネジメントのツールとして活用してほしい。

表2-7 精神障害などの労災認定件数（業種別）

業種 \ 年度	平成11年度	平成12年度	平成13年度
1．林業	0	0	0
2．漁業	0	1	0
3．鉱業	0	0	1
4．製造業	2	5	16
5．建設業	6	10	8
6．運輸業	1	2	6
7．電気・ガス・水道または熱供給事業	0	0	1
8．卸・小売業	1	5	9
9．金融・保険業	0	2	2
10．教育・研究業	0	0	1
11．保健・衛生業	0	5	11
12．その他の事業	4	6	15
合計	14	36	70

（横山博司、岩永誠：ワークストレスの行動科学p72、北大路書房、2003より）

表2-8 「うつ」自己チェック・リスト

質問項目	いつも（4点）	しばしば（3点）	ときに（2点）	めったにない（1点）
1．気分が沈みがちでゆううつだ				
2．ささいなことで泣きたくなることがある				
3．夜よく眠れない				
4．最近体重が減った				
5．便秘がある				
6．ふだんよりも動悸がする				
7．理由もなく疲労感がある				
8．落ち着かず、じっとしていられない				
9．ふだんよりイライラ感がある				
10．自分がいないほうがみんなのためと思うことがある				
11．朝方にいちばん気分の悪さがある				

12. 食欲不振だ				
13. 異性に関心がもてない				
14. 気持ちがいつもよりさっぱりしない				
15. 手慣れたことも簡単にできない				
16. 将来のことに希望がもてない				
17. 判断力がなく、迷うことがある				
18. 自分が役に立つ人間だと思わない				
19. 毎日の生活に張りと充実感がない				
20. 今の生活に満足していない				
小計				

合計	点

＊判定
　合計点が30点以下…………いまのところ安心
　　　　　31～40点…………用心すること
　　　　　41～50点…………要注意
　　　　　50点以上…………ただちに専門医に

（関谷 透：「うつ」かなと思ったら読む本、日本文芸社、2002より）

3 看護情報の共有・活用におけるマネジメント能力

従来、管理の要素といえばヒト（man）、モノ（material）、カネ（money）であり、それらの頭文字から３Ｍと呼称されてきた。伸展したグローバル化と高度情報化社会の到来と共に、現代では、これら三つの要素に、情報（information）、知識（knowledge）が加えられるようになった。特に知識と情報は、看護サービスの質保証の概念の浸透に伴い、「看護サービスの標準化」の実現に向けて重視されるようになってきたものである。

❶ 看護における情報

看護が取り扱う情報を、入院医療サービスの提供の流れと共に整理してみよう。

■ 入院に伴う事務的情報の流れ ■

外来における入院予約

各診療科外来では、当該診療科に割り当てられた病床数に応じて、入院予定患者の予約を受け付ける。予約状況は関連病棟の管理者に知らされ、管理者は退院患者と新規入院患者のリストアップを行なう。

入院・治療への同意の意思表明に関する情報

通常、病院への入院は自由意志で行なわれる。医師は患者の心身の状態を診断し、「入院治療が必要である」と判断して患者に説明を行なうが、強制力はない。従って、患者は入院に同意する旨の意思表明を文書で提出する。これは、入院同意書といった名称で呼ばれている。

同様に、特殊治療の実施においても医師から説明を受け、充分に納得し同意した上で、治療に関する個別の同意書を提出する場合もある。これらは法的拘束力は持たないものの、アクシデントが発生した場合には極めて重要な書類となるので、患者の記録と共に保管される。

治療の開始に伴う情報の流れ

　治療に伴う情報の流れは、患者の治療に権限（責任）と義務を有する医師から発信され、処方という形式で必要な専門部署に流される。薬剤部・給食部・検査部および、治療方法によって手術部・放射線科・リハビリテーション部・輸血部等々である。オーダリング・システム導入以前は、これらの処方箋を受け取り処理にあたるのは看護師であった。

■ 看護ケアに必要な情報のながれ ■

患者情報の収集

　患者が入院すると、受け持ち看護師による患者の基本情報が収集される。聴取する内容は、当該患者の療養生活を支援し、早期退院・自立を目指すために不可欠な、看護計画立案の必要事項となる。多くの場合は、病院独自に作成した看護記録用紙にリストアップされる。

看護計画の立案

　収集した情報を整理し、入院生活における患者のゴールを設定、ゴールと現時点の患者の姿のズレを看護問題として特定する。特定した看護問題は優先順位を決定し、問題ごとに看護計画を立案する。

看護実践の評価と看護計画の修正

　入院時に策定された看護計画には、客観的に判断可能な形式による評価指標が、評価日とともに示されている。実践された看護は指定された期日に指定された評価指標に基づいて評価される。その評価を受けて、ただちに計画の修正がなされる。

❷ 医療・看護情報システム

　上記のように、一人の入院患者をめぐって看護が取り扱う情報は非常に多い。詳細に見れば、看護師の職責によって取り扱う情報が異なることもわかる。

非管理看護職に必要な情報

　直接患者のベッドサイドでケアを行なうスタッフ・ナースは、常時、情報収集を繰り返している。集められた情報は計画にフィードバックされ、随時

見直しと修正に活かされる。この際、スタッフ・ナースの情報収集が効率的効果的にかつ、より簡便に看護計画にフィードバックされることが重要となる。また、集められた情報を統合し解釈する助けとなるツール（文献検索システムや標準看護計画など）が必要となろう。

看護管理者に必要な情報

　当該病棟の看護提供システムにもよるが、スタッフ・ナースの扱う情報は、当日受け持つことになる患者に関するものが中心となる。一方、病棟看護管理者は、資源と生産にかかる情報をひっくるめて掴む必要がある。資源は、看護マンパワー（人数・能力・能力別構成比）、看護ケア消耗品や備品の保有数・保管状況などであり、生産にかかる情報は、患者数・患者重症度・検査件数・手術件数・入退院患者数などである。

　通常、1日の勤務終了時点で、病棟管理日誌などに当日のサービス提供量の総和の統計情報として記録される。水流は、こうした情報は「静的情報」と位置づけられ、病棟の問題点を明確にして解決を図るために必要な情報であるが、管理者にはそのほか「動的情報」の収集が欠かせないと指摘している[75]。

　例えば、1日に生産すべき看護サービス提供量の総量があると仮定して、個々のスタッフ・ナースがケア提供の度に実施入力をすれば、看護管理者はケア提供状況をリアルタイムで把握できるというのである。スタッフ・ナースのケアの生産量・生産能力のアセスメントに基づく管理的介入によって、患者間のサービス提供状況格差の是正や、看護師の超過勤務解消につながると考えられる。

　看護管理者の職務は端的にいえば、現有する資源を最大限効果的に使って、高い生産性を生み出すことである。その達成に向けて、「動的情報」によって日々の看護の質の管理と人的資源の育成を、「静的情報」の蓄積によって病棟の問題点を明確にして戦略を練り、長期計画、年次計画、月間計画、週間計画、1日の計画に落とし込んでいく。日々の資源と生産にかかる情報の集積が、病棟の持つ問題の明確化や変革に向けた戦略を練る際の根拠データとなるのである。

■ 看護情報システム ■

　近年、医療情報のIT化が急速に進められている。IT革命という言葉が一時

もてはやされたように、IT産業復興を狙った一種の国策とも考えられるような勢いで、一般企業に留まらず医療・教育の現場にもコンピュータが大量投入されるようになった。看護現場からは当初、情報システム導入に伴う混乱の声が多く発せられたものである。

　導入の主旨は、情報管理システムの投入による合理的処理によって、質の高い医療の実現と同時に、効率的効果的に医療行政上の課題である医療費抑制を達成したいということであろう。この主旨を1医療機関に置き換えると、提供する医療の質の保証と健全経営の同時実現を、IT化によって目指すということになる。

診療支援システム／オーダリング・システム

　オーダリング・システムは、依頼（オーダー）、受付、実施、結果といった情報が、物流や会計と連動して動くように設計されている。入力は情報発生者が行なう「発生源入力方式」が基本である。

　従来、情報は処方箋という伝票によって伝達されていた。病院における診療サービスに伴って発生する全ての伝票類のライフサイクルを追った研究[76]によると、診療関連行為のトリガーとなる最初の情報（依頼情報）の発信源の多くは医師であるが、情報を情報媒体に載せ（記入し）、移動させる（運搬）作業には多くの看護労働が使われていた。また、依頼情報が最終的に到着する場所は、病棟や外来であり、それらを蓄積・管理するのもまた、看護師であった。この調査から、看護労働が病院内の情報流通を担うことが、看護本来の業務を阻害する事実が示唆された。

　保健師助産師看護師法に規定された看護師の業務は、「診療の補助」と「療養上の世話」である。入院治療を受ける患者を生活者として捉え、入院生活の中で実施される患者の治療過程を自立を視野に入れて支援するのが、看護サービスの専門性であると言える。オーダリング・システムの導入に際しては、かつてのような情報の運搬に関わる人的資源の無駄遣いが再び起こることがないように、注意して運用すべきであろう。

検査のオーダリング・システム

　検査には、大きく分けて検体検査と生体検査がある。検体検査の場合の情報と実施の流れは、次のようになる。

> 依頼（医師）→検体採取（医師・看護師）→検体運搬（搬送車・搬送機器）→検査実施（検査技師・検査機器）→結果連絡（検査技師・検査機器）→結果の利用（医師・看護師）

生体検査の場合の流れは次の通りである。

> 依頼（医師）→予約期日の決定と連絡（医師・看護師）→患者移動（患者本人・看護師搬送）→検査実施（検査技師・検査機器・医師・看護師）→結果連絡（検査技師・検査機器）→結果の利用（医師・看護師）
> 注）アレルギーや禁忌薬剤、聴力等の障害の有無の確認のために、患者データベースとの連動が必要

薬剤のオーダリング・システム

　薬剤のオーダリング・システムに求められるのは、安全性と迅速性である。安全面では、入力する医師が、患者情報と薬剤情報を確認しながら処方できるシステムが望ましい。患者データベース内の情報（疾病・年齢・体重・他の使用薬剤など）と薬剤データベースの情報（薬品名・投与量・禁忌など）の対応から、自動または手動によるチェック・システムを通した後に決定されることが重要である。

　迅速性の面では、薬剤が病棟に届いたという連絡情報が入ることで、緊急薬剤の投与などの、無駄な待ち時間を省くことができる。

給食のオーダリング・システム

　病院における給食は医師がオーダーするが、特定の治療食であっても、食事は栄養素であると同時に患者の生活の潤いでもあり、入院サービスの患者満足度を左右する大切な要素である。

　オンライン・システムによって情報の伝達が瞬時に可能となることから、内容の変更やオーダー締め切り時間の延長、メニューの選択、患者サービスの向上に貢献できる。

看護者に求められる資質・マネジメント能力

物流のオーダリング・システム

物流に関しては、フローとストックの一元管理が可能となる。病院で使用する物品は、大型医療機器から医薬品・医療材料・リネン・一般消耗品に至るまで、多種多様でかつ大量である。

フローの観点からは、必要な物品が必要な時に、必要な場所に届けられなければ、医療サービスは滞る。物流が停滞すると、各部署は防衛的にストックを抱えようとするが、滅菌製品などの期限切れ在庫は、まさにデッド・ストックでしかない。日本においては空間の貨幣価値が高く、デッド・ストックに貴重なスペースを占領されることは経済効率上問題である。また、大学病院などでは講座別に高額医療機器を購入し、大学全体で同一機器がどの程度所蔵し、活用されているかさえ不明な場合がある。工学機器のメンテナンスも講座別管理で行なうなど問題点が多く、物流システムの導入時には見直すべきだろう。

物流システムと物流と患者情報をリンクさせることで、コスト請求漏れの解決も図ることができる。

■ 看護支援システム ■

標準看護計画

病院の機能別分化の推進によって、各病院は保有する機能に応じた医療サービスに特化して、提供できる体制を整えつつある。入院患者は当該施設で治療可能な病態に限定されるために、看護の中の診療補助業務については標準化が可能となってきている。多くの病院で標準看護計画を作成し、これをベースに個々の患者の個別性を追記して活用するようになってきた。標準看護計画の利点は、記録に費やす時間の短縮につながること、新人とベテランの質的差を補完できることにある。

しかし、標準看護計画はともすれば収集した情報をアセスメントするプロセスを省くことから、目の前の現象を捉え、今後の行く末を推理推論する力を減退させかねない危険もはらんでいる。運用において注意が必要となろう。

看護業務ワークシート

一人の患者の入院から退院までを総合的にマネジメントする、受け持ち制による看護方式を取り入れている病院が増えている。しかし、受け持ち看護師が看護計画を立案し、評価・修正を加えていくとしても、一人で1日24時

間の看護に携わるのは不可能である。実際の看護はシフト制によって、分担して実施することになる。

その分担を間違いなく効率よく進めるために設計されたものが、看護業務ワークシートである。例えば、日勤の看護師が当日担当する複数の患者に実施すべきケアが一覧表によって出力できるようになっている。医師のオーダーとリンクさせれば、当日、当該患者たちに実施される検査や処置も一目瞭然に確認できる。

重症患者モニタリング

刻々と変化する重症患者のモニタリングによる生体情報は、治療方針の決定に欠かせない。しかし、受け持ち看護師による重症患者経過記録用紙への自記式記録では、処置やケアが優先され、記録が後回しになるケースが多かった。異変や急変時には医師への報告を口頭で済ませ、記録はすべてが終了した後の仕事になることもあった。事実、看護師の超過勤務における業務内容は、記録であることが多い。

モニタリング機器と記録システムを連動させることで、患者の目の前にいる看護師にも、遠隔にいる医師にも、リアルタイムの患者生体情報伝達が可能になる。

■ 看護管理支援システム ■

勤務表

1日24時間365日を継続して看護を提供するためには、2交替・3交替の交替勤務が必定である。勤務表は通常1ヶ月単位で作成され、当該月の開始前にスタッフ・ナースに提供される。

勤務表作成の条件は、基本的な条件（保証すべき休日数の確保、深夜勤務が継続しない、夜勤の翌日は休暇とするなど）、患者の安全・看護の質の観点からの条件（繁忙度が予測でき人数を多く投入すべき日、構成メンバーの能力による組み合わせ、経験年数による構成比など）、スタッフ・ナースが希望する条件（休日希望、連日休暇の希望、夜勤を避けたい日など）など、投入すべき変数が複雑であり、完璧に自動化できるシステムの開発はなかなか難しい。しかし、基本的条件の投入だけ行なって後は微調整するだけでも、勤務表作成にかかる時間は短縮される。

勤務管理

スタッフ・ナース個々人の、勤務状況のデータベースである。これは、ミクロには個々の看護師の勤務状況の査定の資料や研修や自己啓発と併せて活用することで、キャリア支援の資料となる。マクロ的には、病棟の繁忙度と人的資源の配分ための分析資料となる。

ケア実施状況モニタリング

前述の患者業務ワークシートと連動させれば、ある時点における当該病棟の総仕事量がどの程度消化できているか、判断することができる。病棟管理者はこれによって、応援体制や超過勤務命令を出す資料とすることができ、不要な残業手当のカットや、看護師のワークライフ・バランスにも貢献できる。また、看護部長は、全部署の勤務実施状況を総合的に捉えることで、長期的な看護要員配置の構想に役立てることができよう。

4 経営に関する能力・企画力

「医療はサービス産業である」

かつてわが国では「医は仁術である」と言われ、医療の提供者には高い専門性と同時に、孟子の説いた「惻隠の情」（あわれみ、思いやりなど）といった倫理性が求められた。一方、医療の受け手にとってはそうして受ける医療に安心して身をゆだねつつも、どこかで医療はありがたい「施し」をいただくといったニュアンスが濃厚であった。

しかし、近年になって国民皆保険制度により、いつでもどこでも誰でも公平に最善の医療が受けられる時代が到来し、最善の医療を受けるのは国民の権利であると考えられるようになった。さらに、最近は患者の権利に対する意識が育つと共に、医療はサービス産業であると言われるようになっている。看護における経営を考えるにあたって、まず、サービスとは何かを整理し、医療（看護）サービスの特殊性を概観したうえで、看護経営に関する能力開発・企画力について提案してみたい。

❶ 看護サービスと経営

■ サービスの特徴 ■

私たちが日常会話で使う「サービス」という言葉には「おまけ」の意味合いがあり、スーパーのお客様サービス・デイとか、八百屋の店先でベテラン主婦が言う「サービスして頂戴よ」といった形で使われている。

サービスとは何かという問いに対して、有力な2説が存在する[77]。一つは、サービスとは「生産物」と区別して「無形の生産物」と捉える説であり、もう一つは、生産物を産出しない労働それ自体をサービスとする説である。このように定義についての経済学的な見解は未だに統一されていないが、サービスの特性としては、①在庫不可能性、②無形性、③生産—消費の時間および空間の一致性、④一過性があげられる[78]。

①在庫不可能性（非貯蔵性）

　農業生産物でも工場で作る自動車や菓子などであっても、生産物（製品）は倉庫などに保管しておくことが可能である。マーケティングの結果を読んで、それらを売れ筋に売れ時を選んで出荷する。しかし、サービスは貯蔵しておくことはできない。貯蔵できないために、計画生産や見込み生産はできないし、輸送もできない。

②無形性

　サービスに形は無いので目で見ることはできない。ホテルのフロントマンの慇懃なもてなしや、医師が患者に治療をしたり、看護師が清拭をしたりしている姿は見ることができるが、サービスそのものを取り出して証明することはできない。

③生産－消費の時間および空間の一致性

　サービスは生産と消費が同時に発生する。

④一過性

　サービスは1回限りである。生産と消費が同時に行なわれると共に消えてしまう。医療機器のように何度も使用することはできない。そのために、サービスは返品不可能（非可逆性）である。

■ 医療サービスの特殊性 ■

　サービスとしての医療の特殊性は、上記4点のサービスの特性に、⑤情報の非対称性、⑥公平性、⑦不確実性、⑧外部性、を追加しなければならない。

⑤情報の非対称性

　サービス製品を購入しようとする場合、消費者はそこそこ製品に対する情報を持ち合わせている。例えば、美容院でカットをしようとする消費者は、美容師ほどに知識は持っていなくても、流行の髪形やカット技術のトレンドについて関心と予備的知識がある。その上、希望の髪形という明確なニーズを持っている。出張でホテルを予約しようとする場合

でも、消費者は、ホテルのサービスのよし悪しと宿泊料のバランスに、ついてもあらかじめ納得できるだけの知識や情報を持っている。しかし、医療（看護）サービスの購入者は、買い手であるにもかかわらず、自分が受けるべき医療についての知識が、医療の売り手に比べて圧倒的に少ないのが現実である。このことは、医療サービスの受け手が知識不足によって不利益をこうむる危険性を内在していることでもある。

⑥公共性

医療は公共財の一面を持つ。経済力の無い人にも公平に提供するべきサービス（価値財）であるとされているため、通常の生産物のように市場メカニズムによる価格設定ではなく、診療報酬制度や薬価基準制度によって公定価格が設定されている。

⑦不確実性

医療サービスは、消費者の消費行動について予測ができない。誰が、いつ、どのような病気に罹り、どの程度重篤になるかわからないため、サービスの消費時期や消費量、消費内容について予測が困難である。また、医療の提供側にも不確実性が存在する。治療の効果や治療中のアクシデントは予測できないものである。

⑧外部性

外部性とは、ある消費者の消費行動が他の消費者の消費行動に影響を及ぼすことを指す。例えば感染症の治療を受けない者がいるとして、それによって他者が感染し病院を受診する（医療サービスを購入する）場合などがこれにあたる。反対に感染症のワクチンをあらかじめ接種して予防行動を取った場合、周囲の人々も当該感染症への罹患率は低下し、相対的に医療サービスを購入する機会は低減することになる。

■ 医療サービスの特殊性と政府の介入 ■

通常の製品やサービスの価格決定

通常、製品やサービスは「供給」と「需要」のバランスによって価格が決定される（図2-13）。図は、縦軸に「価格P」を、横軸には「量Q」をおき、需要の程度を表わす「需要曲線D」と供給行動の程度を表わす「供給曲線S」

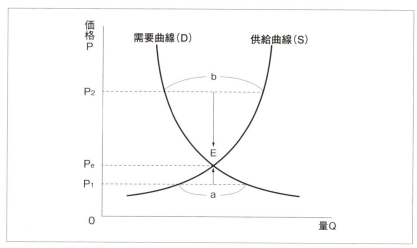

図2-13　需要と供給　　（角田由佳：看護師の働き方を経済学から読み解く、p5、医学書院、2007より）

が描かれている。

　需要曲線が価格Pに対して右肩下がりの曲線になっているのは、価格が上がれば需要者数や需要量は減り、反対に価格が下がれば、需要者数・量は増えるからである。一方、供給曲線は、価格Pに対して右上がりの曲線になっている。これは、供給側の行動は、商品の価格が上がれば、より多く売って利益を上げようと考えるために生産量を増やしたり、その業界に新規参入する業者も増えることになる。反対に価格が下がると、供給量も減るし生産・販売から撤退する供給者も出ることになるからである。

　例えば、自然災害によって野菜の出荷量が減ったとする。買いたいと思う人は多いが品薄である場合（超過需要）は、ａの部分で示される。少ない商品をめぐって競争が生じ、価格はP_1からPeの方向へ上昇する。価格が上昇すると、高くなった野菜は買わないという者が出てくるので、需要量は減少する。同時に供給側は上昇した価格でもっと売りたいと考え供給量を増やす行動を取る。そして、ｂの部分のように供給量が需要量を上回る（超過供給）事態が生じる。すると、自分の所の野菜だけは売ろうとする供給者間同士による競争が生まれ、価格はP_2からPeへと低下する。

医療サービスにおける危険回避

　このように、変動する価格をもとに需要量と供給量は調整され、やがてE

（市場均衡水準）のように需要と供給が一致し、価格も均衡する。このメカニズムが自由市場の取引であるが、医療の場合は、前項で述べたような特殊性があるために、自由市場に委ねることには危険が伴う。

そこで、危険を回避し、医療サービスの購入者を不利益から守る目的で、政府による様々な規制がかけられている。医師や看護師の資格制度や罰則規定は、医療サービスの生産側の技能を確保するための対策である。また、診療報酬制度や薬価基準制度によって公定価格を設定し、医療サービスを市場メカニズムに任せていないことも、医療サービスの大きな特徴である。

■ 看護サービスの特殊性 ■

資本主義経済下の企業活動では、企業は、資本を投下して原材料、機械、設備、労働力といった生産要素を商品として購入し、これを結合・消費して特定の商品価値をもつ製品を生産し、それを商品として販売、貨幣の回収で終わる。サービスとしての看護ケアの場合、生産要素は労働力（看護師）であり、購入（雇用）された看護師が、商品価値を持つ製品（看護ケア）を生産しそれを商品として販売するということになる[79]。このプロセスを上記のサービスの特殊性と合わせてみれば、看護ケアというサービス商品は労働力に極めて高く依存する労働集約型産業であることがわかる。

サービス産業一般に比較して、情報の非対称性や公共性が存在するところから、看護サービスにおいては人材の育成が要となる。

❷ 看護と経営

■ 経営管理活動 ■

医療や看護には営利を目的としないという不文律があり、そのため病院の上部組織にも「経営」感覚が乏しく、同業他社との熾烈な競争も無い中、よい意味で牧歌的な経営環境が長く保たれていた。しかし、「聖域なき構造改革」を旗印に掲げた政権の誕生以来、医療・福祉の場にも規制緩和の流れが及び、病院倒産の時代に入った。「医療の市場原理化は人々を幸せにするのか、本当に望ましいことなのか」といった根本的な議論を抜きに、医療制度改革の急激な流れが始まったのである。よい悪いは別として、現実問題として病院の生き残りをかけてこの変化に対処しなければならないのが現実の姿であろう。病院組織に働く全ての人々が「経営」について知る必要があり、経営に参画

する意識が求められている。

　看護サービスを経営の枠組みでとらえるには、ファヨールの管理活動の構成要素に基づく管理過程論が有益な示唆を与えてくれる[80]。管理活動の構成要素とは、次のようなものである。

> 1 **予測（計画）**：将来を見通し計画する。
> 2 **組織**：計画に沿って職務を割り当てる。
> 3 **命令**：職務に従って人を動かすために指示をする。
> 4 **調整**：対立があれば解消させるなど、うまくいくよう活動を調和させる。
> 5 **統制**：計画通りに進んでいるか、チェックする。

　この考え方は、戦略的経営の枠組みやPDCAサイクル〔☐Plan（計画）☐Do（実施）☐Check（確認）☐Action（処置・改善）〕などにも応用されている。これらに基づいて、横澤の戦略的経営の枠組み（**図2-14**）[81]を見ていこう。

経営理念

　経営理念とは、その病院（経営者）の設立・運営に当たっての信念や価値観、考え方を明文化して、内外に組織の独自性や存在意義を表明するものである[82]。経営理念は、その後の経営管理活動のスタートに位置づけられ、選択の意思決定や活動のよりどころとなるべきものである。バブル期に倒産し

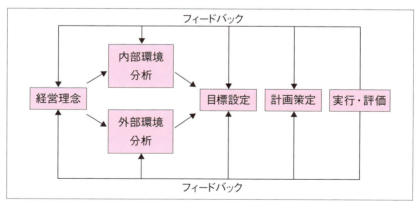

図2-14　戦略的経営の枠組み（モデル）
（横澤俊一：医療福祉の経営とは、井部俊子、中西睦子監修：看護管理学習テキスト第2版第6巻、看護経営・経済論、〔2018年度刷〕p37、日本看護協会出版会、2018より）

（フレッド・R・デイビッド著、大柳正子訳：戦略的マネジメント、ピアソン・エディケーション、2000、p16の図を筆者が簡略化）

た銀行や疲弊した銀行と、負傷が浅く健全を保った銀行を比較すると、後者は創業者の経営理念に従って多角経営に手を染めなかったことが功を奏したなどという談話が、マスコミを通じて語られたものであった。

一般企業に比べて、医療組織における経営理念は従来の医療の普遍的価値（患者への安寧、公平さ等）で説明され、病院ごとにことさらに理念を掲げる必要も無かった時代が長く続いたが、近年の病院機能評価の導入あたりから、理念の見直しや制定に熱心になったように見受けられる。

また、経営理念は組織風土・文化の形成と不可分の関係にある。組織構成員の物の考え方に影響を及ぼし、意思決定の規範や行動様式の基準となる[83]。

組織分析

経営理念は基本的な考え方であるから、戦略を練る上で具体性に欠ける。次のステップは、アセスメントである。

要するにクリティカル・シンキングを活用するのであって、看護過程のプロセスと同じだと考えればよい。すなわち、情報収集と分析の段階である。

ここでは、SWOT分析（図2-15）を紹介する。SWOT分析は、組織の強み（Strength）と弱み（Weakness）から内部環境分析を行ない、機会（Opportunity）と脅威（Threat）から外部環境分析を実施し、その結果を、組織の具体的な方向や目的を設定する資料とするものである。

内部環境分析のために収集する情報は、①財務要因、②マーケティング要因、③技術要因、④組織要因などであり、外部環境分析のためには、①経済

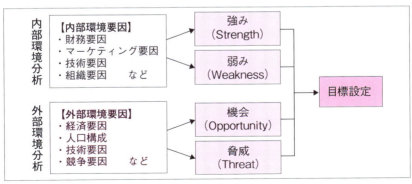

図2-15　内部環境分析と外部環境分析
（横澤俊一：医療福祉の経営とは、井部俊子、中西睦子監修：看護管理学習テキスト第2版第6巻、看護経営・経済論、〔2018年度刷〕p37、日本看護協会出版会、2018より）

要因、②人口構成、③技術要因、④競争要因などの情報を集める。

　収集した情報を読み、組織にとって好ましい追い風になるような現象・事態を機会と捉え、反対に好ましくない現象や事態（顕在的・潜在的に）は脅威とし、外部環境の中の組織像を描く。また、組織の長所と短所から、組織独自の強みと弱みを描く。

目標の設定

　次の段階では、SWOT分析などの組織分析の結果を基に目標を設定する。目標の要件についてドラッカーは、「目標は、次の五つのことを可能にするものでなければならない」と述べている[84]。

1. 事業に関わるあらゆる活動をいくつかにまとめること。
2. こうしてまとめたものを現実と照らし合わせること。
3. 必要な行動を明らかにすること。
4. 意思決定の過程においてそれが正しいかどうかを評価すること。
5. 行動の結果を分析し、仕事を改善できるようにすること。

計画の策定

　目標を設定したら、目標達成に向けた計画を策定する。計画は、長いスパンで捉える「長期計画」と、向こう１〜２年の具体的な活動計画となる「短期計画」に分けて計画するのが一般的である。計画は、経営基本計画とも言うべき経営中枢による計画と、それを受けた部門別・プロジェクト別計画に大別される。ここでは、横澤による経営資源別計画（**図2-16**）[85]を例にあげた。

実行・評価

　計画に基づいて実施し、その結果を評価する段階である。この段階では、抽出された結果から何をフィードバックするか識別することが重要である。実施した結果は記録に残すが、全てを記録に残すことは不可能なので、記録に残すものを選別する。次に、記録されたものの中から分析に値するデータを識別して抽出する。分析の結果導き出されたものが問題点である。問題点は原因を分析、特定して、前段階（①経営理念、②組織分析、③目標、④計画）へフィードバックされ、改善策の策定へと進められる。

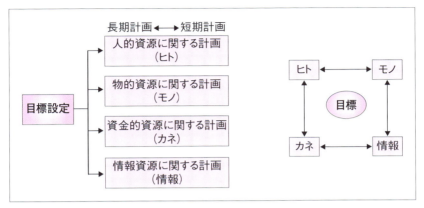

図2-16 目標設定と計画策定の関係
（横澤俊一：医療福祉の経営とは、井部俊子、中西睦子監修：看護管理学習テキスト第2版第6巻、看護経営・経済論、〔2018年度刷〕p37、日本看護協会出版会、2018より）

表2-9

人的資源に関する計画

組織構造に伴う、職位と責任・権限に関する計画、人事制度等の就業管理に伴う計画（給与体系、労働・安全・衛生等）、定員や採用・配置に関する計画、教育訓練計画などがある。

物的資源に関する計画

建物、設備・構造、医療サービス提供に必要な機器・消耗品に関する購入から保守管理・在庫管理にいたるまでの計画。

資金的資源に関する計画

資金調達計画、資金運用計画がある。

情報資源に関する計画

情報収集計画、業務計画、情報提供計画などがある。IT化に伴う情報漏えいに関する予防計画や、ホームページの活用による地域社会への広報活動等も重要である。

❸ 看護師が経営管理活動に参画するために

　私たち看護に携わる者の多くは、看護という仕事が好きで、この仕事には金銭に換えがたい価値があると思っている。臨床経験を積むほどにこの思いは高くなるようで、そのためか、看護の世界観で看護を語ることに終始しがちである。

　しかし、現実の看護という営みは政治・経済の仕組みの中で提供されるも

のであり、看護の中から看護を深めると同時に看護の外から看護を捉え直す、いわゆる視点の移動を行なう必要があるのではないだろうか。「経営」「管理」は管理者になってから学べばよいというわけではない。「経営」「管理」は全ての人が知っておくべき実践科学の知識であり、看護師が病院の経営に参画する意識を持つことは、病院のみならず、働く看護師個人の職業人生を豊かにするものである。この観点から、経営活動に参画するにあたって看護師が再考すべき点について提言する。

病院理念へのコミットメントを

第三者機能評価を受ける病院では、何ヶ月もかけて準備すると聞く。院内に一大プロジェクトを立ち上げ、役割分担をし、いかにして高い評価を得るかに向かって全職員一丸となって取り組むのである。病院の理念を評価者から聞かれて答えられない職員がいてはならないということで、職員はひたすら暗記すると聞いた。暗記してでも理念は知っておくべきと思うが、本末転倒の感がないでもない。なぜなら、そもそも、職員は就職する際に病院の理念にコミットメントしていることが望ましいからである。

人の就労行動は様々な特徴を持つが、その組織が好きだ、この組織の一員でいることが誇りだ、と思えることが働く人にとって最良の内的報酬になる。人的資源管理においても組織コミットメントへのマネジメントは重要といわれるが、なかでもMVPつまりM（mission　使命）、V（value　価値）、P（pride　誇り）へのコミットメントが大切であるとされる。

このMVPを明文化したものが理念である。参画する組織の理念を深く読み取ってみよう。病院の玄関に掲げられた理念を絵に描いた餅にさせないために、組織参画者として果たすべき努力をしたいものである。また、病気を持つ人々と家族を顧客とする医療サービス産業には高い倫理性が求められる。看護サービスの提供者である看護師は、MVPを自ら育てることが重要だと考えられる。

新たな看護サービスを企画、提案する能力を
看護の役割拡大のなかで

看護師は日常的に看護実践のツールとして「看護過程」を使っているために、分析はお手のものであろう。なぜ組織分析が必要であるかというと、それは組織を取り巻く内外の環境変化を正確に読み、近未来を予測して組織戦

略を立てるための基礎資料となるからである。看護過程の情報収集とアセスメントがなければ、患者が辿る予後を推論できないのと同じである。

看護をめぐる環境変化にはめまぐるしいものがあり、看護の役割は拡大に向かっている。現在進められている医療制度改革の流れは医療費抑制を目指しつつ、患者のQOLを高める医療を実現することを志向している。大幅なマイナス改定となった2006年診療報酬改定においても、看護をはじめとするコ・メディカルへの評価は高く設定されたのは、その流れと大きな関わりがある。ようやく、看護の機能が認められ、看護は専門性で評価を受ける時代に入ったのである。

組織分析に基づく提言が必要

この項の筆者が専門にしているがん術後リンパ浮腫の分野をみると、2008年度診療報酬改定においては、特定がん（乳がん、子宮がん、卵巣がん、前立腺がん）の手術前後にリンパ浮腫に対する適切な指導を個別に実施した場合の「リンパ浮腫指導管理料」が、「わが国の医療の中で今後重点的に対応していくべきと思われる領域の評価のあり方について検討する視点」から新設された。この改定は、術後後遺症としてリンパ浮腫が現れる可能性のある手術を受ける患者に対し、医師または医師の指示に基づき看護師など（准看護師を除く）が適切な指導的介入を行なうことによって、患者自身にリンパ浮腫発症を予防・早期発見させ、主体的に対応できる力を備えさせようとするものである。がん患者のQOLの向上を目指した試みであると同時に、患者中心の医療の実現に向けた、より実効的な医療の説明責任の具現であるともいえよう。

医療体制の整備は順次図られ、2010年には「リンパ浮腫指導管理料」が退院後にも算定されることになり、2012年には退院後に行う指導実施機関を手術後に通院する地域の保健医療機関に広げられた。こうした診療報酬改定の流れを受け、全国の広範な医療機関でリンパ浮腫外来が開設されるようになった。2016年には「リンパ浮腫複合的治療料」が新設されるに至り、自由診療による疾患の負担を軽減する道が開けたのである。ここに来てようやく、「必要かつ適切な医療は基本的に保健医療により確保する」との公的医療保険の理念がリンパ浮腫治療管理のコメディカル臨床に実現したのであった。

これは一例に過ぎないが、こうした政策の流れも看護を取り巻く重要な外部環境である。組織分析によって、政策を先取りした看護提供システムや看

護人材育成の戦略を組み立てることができる。この仕事は、トップ・マネジメントにのみ許された役割というわけではない。現代のような変革の時代には、指示待ち・受身の仕事で8時間を費やす看護師よりも、企画立案して提言できる看護師の能力が求められるのである。

5 キャリア開発能力

❶ キャリアとは何か

　キャリアという言葉がよく用いられるようになって久しい。看護界においては、多くの場合、看護師の卒後教育や現任教育を啓発する文脈で使われ、自己啓発の目的として、しばしば「キャリア・アップ」という表現も用いられている。

　しかし、キャリアの概念には「アップ」も「ダウン」もない。また、キャリアは個人のものであり、それを発達させるのは第一義的に個人の仕事である。キャリア開発が組織の課題となるのは、組織の目標を達成させるための人材育成手法の一環としてであり、基本的には労働力という資源の質を引き上げる先行投資のひとつと解釈してよい。労働集約型産業の代表である病院経営にとって、人材への投資はロイヤリティの醸成のために欠かすことができないものであるといえる。この節では、キャリアおよびキャリア発達をめぐる現象についての基礎的知識をおさえ、看護師自らが職業キャリアの発達を目指していくことの意味について整理する。

キャリアの語源

　我々はキャリアという言葉を、日常的によく用いている。高級官僚を指して「キャリア」と表現することもあるし、「主婦のキャリア」「子育てのキャリア」といった言い方もする。

　英語のcareerは、道路や競馬場を意味するフランス語のcarriereに由来しており、本来は競馬場を指していたが、「太陽が通り抜ける道筋」や「人生や特定の職業における前進」を意味するようになったとされる[86]。馬車を表すcarriageや、何かを運ぶ人や物を表すcarrierと同語源である[87]。

　馬車が辿ってきた道程を示す轍をキャリアに喩えたことからもわかるように、「キャリア」には、あるコースに沿った前進や発達を意味する要素が内包されている。そのことから、人の生涯にわたる仕事や役割の進展を記述する

用語として、「キャリア・ディベロップメント」が用いられるようになった。

この道は、行き先がはっきりしていることもあれば、漠然としていることもある。しかし後になって振り返れば轍が残っており、その轍にはなんらかのパターンが見出される。

キャリアの定義

キャリア、あるいはキャリア発達とは何かを「最大限に定義した場合、キャリア現象の研究領域は、個人（史）をとりまく環境のすべて、ということになるにちがいない」といわれるように[88]、キャリアの問題は心理学、社会学、行動科学、経営学、精神医学、教育学など、広範な専門分野で扱われている。キャリア研究は、学際的な研究領域であるといえる。

ホールは行動科学の見地から、「キャリアとは、個人の生涯を通じて仕事に関連する数々の経験と活動（実績）に基づいた、個人個人の知覚・認識する一連の態度であり、行動である」と定義し[89]、キャリアには次の四つのものがあるとした。

①昇進・昇格の累積としてのキャリア
②プロフェッションとしてのキャリア
③生涯を通じて経験した一連の仕事としてのキャリア
④生涯を通じた様々な役割経験としてのキャリア

階層の中での昇進、定型化された地位の経路、職務の生涯にわたる連続、役割に関連した諸経験の生涯にわたる連続といった四つの異なる意味を併せ持つものとして、キャリアを広範に捉えるとともに、個人に焦点を当てた点が特徴である。

キャリア発達を表す言葉

個人のキャリア発達は、パーソナリティの発達や加齢、ライフサイクルによって変化していくものである。キャリアという言葉などに無縁だった昔から、人間はキャリア発達を表わす言葉を持ち、使ってきた。例えば、人生を四季に例えた「青春・朱夏・白秋・玄冬」という美しい言葉があるし、孔子の『論語』に見られる「志学」、「而立」、「不惑」、「知命」、「耳順」といった言葉も、人生のそれぞれの時期において達成すべき課題を指すものとして幾

時代も生き抜いてきた。

❷ キャリアの発達

■ キャリア・ディベロップメント ■

次に、キャリア研究の成果からキャリア発達現象をみていこう。

ライフサイクル論

キャリア発達に関する研究の多くが、エリクソンの生涯発達心理学（life span development psychology）を参考にしている。エリクソンは、人間の発達段階を次の八つに分ける構想を示した。

第1段階：乳児期（oral）

第2段階：幼児期（anal）

第3段階：児童期（genital）

第4段階：学童期（latency）

第5段階：青年期（adolescence）

第6段階：成人期（young adulthood）

第7段階：壮年期（adulthood）

第8段階：老年期（maturity）

各段階には、達成されるべき課題と危機が存在するとされる。職業キャリアを考える場合には、特に青年期以降の発達課題・危機に関する理解が求められる。

キャリア・ステージ理論

スーパーは、職業的自己概念を中心に据え、個々人の職業的自己実現過程としてキャリア発達を捉えた[90]。職業生活のコースと周期という観点から五つの発達段階（キャリア・ステージ）について探求したのである。キャリア発達の段階と課題をは、以下の通りである。

1 **第1段階：成長段階（growth stage）**：0〜14歳：自己の職業生活について夢想し、職業的興味と能力を発展させること。

2 **第2段階：探索段階（exploratory stage）：15〜24歳：**職業的興味や職業機会が探求され、職業に対する自我同一性を確立すること。

3 **第3段階：試行から確立段階（establishmentstage）：25〜44歳：**現実の職業経験を得た後に、試行錯誤の上で特定の領域において職業的自己を確立すること。

4 **第4段階：維持段階（maintenancestage）：45〜64歳：**前段階で確立できていれば、その世界において場を得る。この時期に適職を得られていない場合は、欲求阻止の段階となり、安定指向が高まる。

5 **第5段階：下降段階（declinesyage）：65歳〜：**精神的身体的に衰え引退する時期。帰属する組織がなくなるという自覚は深刻な恐怖をもたらすことがある。新しい役割を開発することが課題となる。

キャリア・サイクル・モデル

シャインは、組織コミットメントとの関係からキャリア発達の段階と課題を詳しく整理した[91]。

1 **第1段階：成長・空想・探求：0〜21歳：**子どもや若者は自己洞察を得て、選択できる職種について学ぶ。

2 **第2段階：エントリー期：16歳〜25歳：**仕事の世界に参入する。自ら、主張し、イニシアティブを示して組織に貢献する。一方で、自己の欲求と組織の要求を調和させることを学ばなければならない。

3 **第3段階：初期キャリア：17〜30歳くらい：**組織と新入従業員が相互発見する時期。はっきりした職業上の自己概念を開発することが課題である。

4 **第4段階：中期キャリア：25〜45歳：**自分の職業能力に磨きをかける。責任を引き受け、長期キャリア計画を立てる。

5 **第5段階：中期キャリア危機：35歳〜45歳：**自分の抱負に自分の歩みを照らし合わせて、現状維持か、キャリアを変えるか、より高度な仕事に進むか決める。自分のキャリア・アンカーを知るようになる。

6 **第6段階：後期キャリア：40歳〜定年：**メンターの役割を引き受ける時期。自己の重要性の低下を受容しつつ、職業能力を深化させていく。専門能力を深めるキャリアを選ぶか、管理の役割を選ぶか、仕事以外で成長を求めるか、決める。

7 **第7段階：衰えと離脱：40歳〜定年：**新しい満足源の発見、配偶者と

の関係の再構築をしながら、キャリア全体を評価し引退に備える。

8 **第8段階：引退**：常勤の仕事や仕事組織の役割をもたずに、アイデンティティと自尊心を保持していく。

エリクソンのライフサイクル論を中心に据え、スーパーとシャインのモデルを比較したのが図2-17[92]である。いずれの段階にも危機と課題が存在するが、長い職業人生を視野に入れると、特に職業的自己概念の形成が果たされる初期キャリアの時期が重要であるとされる。

■ 組織内キャリア発達 ■
三つの次元に沿ったキャリア発達

職業キャリアの発達は、組織との相互作用によって実現されていく。これまでみてきたように、組織に参入した個人は組織との関わり合いを経て有能

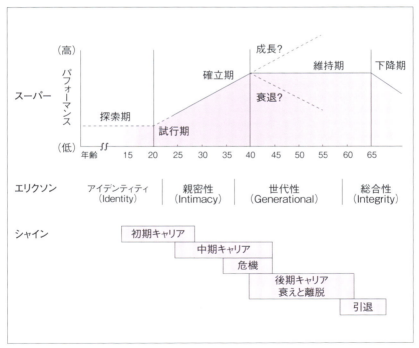

図2-17　キャリアステージ比較
（平野光俊：キャリア・ディベロップメント——その心理的ダイナミクス——、p22、文眞堂、1994より）

な職業人として成長していく。どんな職業であれ、組織や他者との関係無しで成り立ち得ない。シャインは、組織における個人のキャリア発達を、ある一定の方向性を持った個人の移動として把握しており、組織内キャリア発達の現実の段階と課題について、図2-18のような「組織の3次元モデル」から説明した[93]。3次元とは、①「階層の次元」、②「職能ないし技術の次元」、③「部内者化または中心性の次元」である。

まず、「階層の次元」に沿った移動がある。職場に就職した個人は、昇進・昇給を達成しながら組織内で一定水準に到達する。上昇の仕方は人によって異なり、登りつめて看護部長にまで出世する人もいれば、初期から上昇しない人もいる。

二つ目は「職能ないし技術の次元」に沿っての移動である。看護師の場合は、雇用する病院の人事政策によるが、一定の時期までは職務ローテーションによって、多様な技能が習得できるように設定されている場合が多いと思

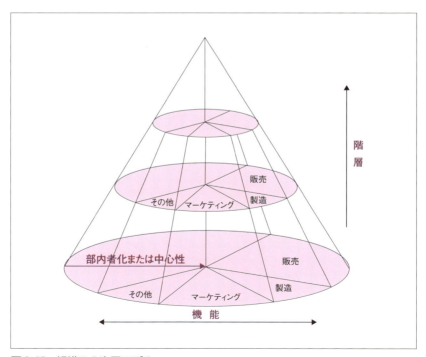

図2-18　組織の3次元モデル
　　　（シャイン E.H./二村敏子、三善勝代訳：キャリア・ダイナミクス、p41、白桃書房、1991より）

われる。

　三つ目は「部内者化または中心性の次元」である。この次元は、その人の仕事の内容が、組織にとってより重要で中心的なものへと移動していくことを表わしている。

看護師の組織内キャリア発達

　就職したばかりの新人看護師の位置は、図2-18の底辺の円の、どこかの部門で最も外側の端と考えればわかりやすい。図は、一般企業の従業員をイメージしているので、部門名が販売や製造などとなっているが、看護師の場合は外来、病棟、あるいはICUや手術部門、訪問看護ステーションなどということになろう。

　配属された部署で1年間就業し、2年目を迎えた時に立つ位置は、職能は同じままで階層がわずかに上昇し、円の端からやや中心に入った場所に移動するというわけである。

　3～4年目に職務ローテーションによって、配属先が変わるとしよう。すると、「階層の次元」は上昇するが、「職能ないし技術の次元」が移動し、同時にその部署の職能については不慣れであるため、「部内者化または中心性の次元」は今までの位置より外側に移動することになる。この移動を職務ローテーションに応じて繰り返し、看護師個人は次第に職業上の自己概念を現実的に発達させていくことになる。

　このように考えると、新人看護師の早期離転職がいかにキャリア発達上、リスクの高いものかわかる。1年程度で転職を繰り返している状態では、十分な職能や技術を身につけることも、人脈を築くことも不可能であり、新たな転職先の組織における立ち位置は、常に底辺の外縁に留まらざるを得ない。初めての職場は、キャリア発達にとって重要な意味を持つものであると認識すべきである。

■ キャリア・アンカー ■

職業上の自己イメージ

　同じ職業であっても、仕事生活上で大切にする価値の基準は人それぞれに異なる。それによって仕事観や仕事への取り組み方なども違ってくるわけだが、仕事上の価値基準は学生時代から確固として存在するわけではなく、就職して（組織に参入して）仕事経験を重ねるなかで、形成されていく。

では、人々は自分を支える仕事上の価値基準を、どのようにして作っていくのだろうか。この疑問に対するヒントになるのが、キャリア・アンカーの概念である[94]。

　キャリア・アンカーの概念は、シャインによって、スローン経営大学院の同窓生を対象とした長期パネル調査から見出されたものである。アンカーとは、船を留め置くために海底に沈める「錨（anchor）」を意味する。自分に適していない仕事に就いた時、自分にもっと適している何かに「引き戻されている」というイメージから、これを「錨」に喩えたのである。

　キャリア・アンカーとは、個人のあり方を導き方向づける錨であり、選択を迫られた時、その人が放棄したがらない欲求・価値観・才能の組み合わせであるという。さらに、実際の仕事経験に基づいた才能と価値観の自己知覚によって形成されるため、職業選択の動機とは異なる。キャリア・アンカーは職業上の自己イメージであり、初期キャリアの時期に、これを獲得しなければならないとされる。

　自己イメージは、次の三つの要素を持つ。

①自覚された才能と能力のイメージ（実際の仕事を通した成功体験からもたらされるもので、自分は何ができ、何が苦手かに関する知覚）

②自覚された動機と欲求のイメージ（自己診断や他者からのフィードバックからもたらされるもので、自分は何をしたいのか、何をやっていると満足なのか、に関する知覚）

③自覚された態度と価値観（自己と組織や仕事環境の規範や価値との実際の衝突からもたらされる、自分は仕事の何に価値を感じているかということに関する知覚）

キャリア・アンカーの八つのタイプ

　シャインが導き出したキャリア・アンカーのタイプは、以下の八つである。

①専門・職能コンピタンス（Technical/Functional Competence）
②全般管理コンピタンス（General Managerial Competence）
③自律・独立（Autonomy/Independence）
④保障・安定（居住、雇用）（Seecurity/Stsbility）
⑤起業家的創造性（Entrepreneurial Creativity）
⑥奉仕・社会貢献（Service/Dedication to a Cause）
⑦純粋な挑戦（Pure Challenge）
⑧ライフスタイル（Life style）

この項の筆者が1施設の看護師を対象に実施した調査[95]では、看護師の
キャリア・アンカーは「保障・安定（居住、雇用）（Seecurity/Stsbility）」が
最も多く、経験年数を積むに従い、職位が上がるに従い「奉仕・社会貢献
（Service/Dedication to aCause）」のアンカーを持つ者が増加する傾向があった。
また、最も低いのが「全般管理コンピタンス（General Managerial
Competence）」であった。

■ キャリア・デザイン ■

節目の危機を乗り越える

　新人看護師たちが、漂流することなく、それぞれに満足できるキャリアの
軌跡を描いていくために、キャリア・デザインというアイディアがある。し
かし、果たして設計図通りに人生が進むだろうか。人の一生には、個人の意
志や努力の及ばない偶発的な出来事が待ち受けているし、よくも悪くも運と
しか言いようのない事態も起こり得る。特に女性のキャリアは、ライフイベ
ントの影響を強く受ける特徴がある。そこで、節目の時に立ち止まって、キャ
リアをデザインすることが有益であるといわれる[96]。

　節目の時、人生の転機をいかに乗り越えるかについて示唆を与えてくれる
のが、ブリッジズ・モデル（**図2-19**）[97]である。節目の時期は危機であると
も言える。就職の時、結婚の時、第1子の誕生の時、リストラを言い渡され
た時、定年を迎える時、節目は様々な姿で目の前に現れるが、いずれも個人
を不安に陥れる。喜ばしい節目も、一抹の不安と共にやってくる。この時こ
そ、立ち止まって、来し方を振り返り、行く末を内省することが重要である
というのである。

ニュートラル・ゾーンの重要性

　私たちは新しく何かを始めることをスタートと捉え、祝福するが、始める
出来事を成功裏に達成させるには、前の段階を終わらせる仕事が重要である
とブリッジズ・モデルは説明している。

　例えば、看護師国家試験に合格して、いよいよ就職だという時期は、始め
る（看護師として就職すること、社会人になること）前に、学生時代の自由
な（ある意味で無責任が許容される）生活をきっちり終わらせる覚悟が必要
だということである。宵っ張りで朝寝坊の習慣、遅刻を責められることもな
い気楽な人間関係、不規則な食習慣、同世代の友人間だけに通用するボキャ

ブラリーの貧困さ等々、学生の身分だから許されていたことの全てを終わらせなければならない。そして、これから自分が入っていく看護師として働く世界の現実を展望する。この作業は、これから始まる新しい生活を、わくわくするような弾んだ気持ちで期待する自分と、今までの慣れ親しんだ日常を捨てていく寂しさを感じている自分との対話である。おそらく途方にくれる思いがするはずだ。ブ

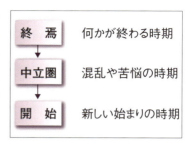

図2-19 ブリッジズ・モデル
（金井嘉宏：働く人のためのキャリア・デザイン、p76、PHP新書、2002より）

リッジズはこの時期を中立圏（ニュートラル・ゾーン）として重視した。不安で宙ぶらりんの感覚にどっぷり浸かって、時間をかけて吟味することの必要性を強調しているのである。

❸ キャリア開発の課題

■キャリア開発／組織の課題■

専門職管理のジレンマ

看護師のキャリア開発を組織の課題として考える時、専門職集団管理に特徴的なジレンマの存在[98]を視野に入れる必要がある。従来、専門職は、職業的なキャリアの成熟のために同一組織に居つかない（組織帰属意識が低い）という特徴がある。ジプシー看護師という言葉があるように、組織を渡り歩き、機会を最大化させて多様な職能を身につけようとする看護師も多い。

そこで、組織は有能な看護師を組織に定着させるために、帰属意識をどのようにして強化するか、組織人としての自覚をどのようにして促すかを検討すると共に、報酬体系を整備したり、学会や職能団体活動への理解を示そうとする。ところが、こうした諸施策が功を奏し、組織に定着する（プロフェッションが組織人になりきる）ようになると、逆にプロフェッションとしての能力や迫力が喪失するというのである。従って、有能な人材ほど組織から流出するという事態が常に付きまとう。

キャリア開発プログラム

キャリア開発プログラム（Career DevelopmentProgram：CDP）とは、「一

人ひとりの社員の知識・経験と業績が、継続的・系統的なローテーション（配置・異動）のもとに記録され、成長を約束しながら本人に指導の方向をはっきりと申告・確認させつつ、個人の業績と会社の業績を、双方から向上させていこうとする計画」と定義される[99]。吉川は、CDPを効果的に推進するために必要な条件を以下のように示している[100]。

①経営トップによる人材育成に関する方針の明示と支援
②個人目標と組織目標の一致を図る計画
③従業員個人のキャリアの洗い出しと潜在能力の発掘、開発
④個人の人生設計と結びつける
⑤柔軟で調整可能性を有し、能力評価とキャリア・カウンセリングによって進める
⑥従業員個人の主体性に基づく自己申告制
⑦評価は本人にフィードバックする
⑧評価による適正な処遇がなされること

　看護のCDPについてはアメリカ看護師協会（American Nurses Association：ANA）による「看護スタッフ能力開発の基準」[101] があり、看護師の能力開発の進行に応じて、生涯学習過程の構造に基づく継続教育の基準が示されている。計画推進の条件として以下の点が挙げられている。

①組織は、看護スタッフ能力開発に関する理念や目的・目標を持ち、それが成文化されており必要に応じて見直し修正を行なう
②スタッフの学習と能力開発に応じ、サポートのための人的資源を持つ
③学習者のニーズの明確化を図り、ニーズを満たす学習活動計画と実施・評価・修正を行なう
④学習者へのフィードバック
⑤成果の評価
⑥目標の促進や強化のためのコンサルテーション
⑦学習や職業上の成長を促進する職場風土

　多くの施設では、クリニカル・ラダーシステムによる現任教育プログラム（図2-20）に、目標管理をリンクさせて看護人材の育成に取り組んでいる。し

かしながらCDPは現任教育そのものを指すものではない。所属する病院組織の特性や保有する看護人材の流動性も含めた特性などを考え合わせ、CDPを策定する必要があるかどうか、まずアセスメントする必要があると思われる。さらに、看護師個々人のキャリア・ニーズを把握する仕組みも必要となる。

■ **キャリア開発／個人の課題** ■

個人のニーズと組織のニーズ

　個々人にとっては、「キャリア開発はキャリアの持ち主が責任を持つ領域の問題である」という認識が非常に大切である。キャリア開発を他者（組織）に委ねてしまっては、自分の人生を引き受けたことにはならない。むろん、キャリアの発達は組織の中で遂げられていくものであるから、個人のキャリア・ニーズを組織のニーズとうまく一致させていく必要がある。

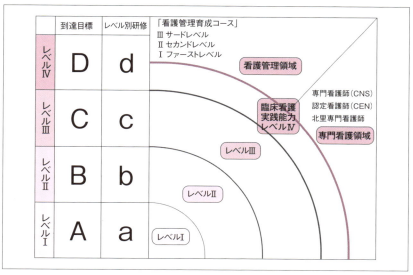

図2-20　クリニカル・ラダーに基づく継続教育のプログラム1例

A＝「日常生活援助のための基本的知識、技術、態度を身に着け、ベッドサイド・ケアが安全確実に実践できる」など。B＝「看護過程を踏まえた個別的ケアが実践できる」など。C＝「専門領域における看護実践の役割モデルとなれる」など。D＝「専門看護師として役割モデルとなり、専門性を発揮できる」など。a＝「メンバーシップ研修」「新人フォローアップ研修」「採用時研修」。b＝「人間関係に関する研修」「看護実践と看護理論に関する研修」「看護過程と記録に関する研修」。c＝「実習指導者研修」「中堅ナース研修」「プリセプター研修」。d＝「北里専門看護師育成コース」（院外研修、学会派遣）

（野地金子：継続教育・学習計画：井部俊子、中西睦子監修：看護管理学習テキスト4
看護における人的資源活用論、p61、2004より）

特にキャリア初期の数年は、個人の生涯にわたるキャリアの航路を決定するキャリア・アンカーを形成する重要な時期にあたるので、組織からの役割期待を認知し、役割を引き受け遂行するプロセスを繰り返すことに尽きる。この点に関し、草間と畑村は、現代学生気質を踏まえて含蓄ある提言を行なっている[102]。

　組織においては頭角を現す、あるいは将来にわたる人脈を作るためには、「こいつはできる」と思われることが重要であり、「こいつはできる」と思われるには、相手が自分に何を要求しているのか、自分が何を要求されているのかをブレなく認識できなければならない。そのためには、常にシビアな自己評価を行なう必要がある。「上司は評価してくれない」という愚痴は「自己評価が甘いだけ」である。自分で自分につけた値段の４割引ぐらいでしか評価されないのが社会の現実だというのである。

　個々のキャリア発達のためには、少なくとも就職時点（キャリアのスタート）に人生設計をすることが望ましい。その後は、節目の度にニュートラルゾーン・マネジメントを通した新たなキャリア・デザインを描けばよいのである。この項の筆者は学部４年生の「看護管理」を担当しているが、授業の最終課題にキャリア・デザインの策定を課している。卒業・就職を控えた時期であるだけに、学生たちは実に熱心に自分の将来を絵に描いていく。

メンターの重要性

　もうひとつ個人の課題に追加するならば、「メンター」を探すことをあげておきたい。

　メンタリング・メンターシップは、個人のキャリア発達における支援機能であり、その機能を果たす人をメンターという。メンターという言葉は、ギリシャ神話に出てくる勇将オデシウスが出陣に際し、わが子の教育を託した名教師の名前であるメントル（Mentor）に由来するとされている[103, 104]。

　わが国の看護界にメンタリング概念が導入され、メンタリングについての関心が高まりを見せたのは2000年以降である。小野は、キャリア機能、情緒的機能、管理者的行動機能、受容・承認機能をメンタリングの機能とするメンタリング尺度を開発している[105]。その尺度を用いた看護師を対象にした調査によると、最重要メンターを「直属の上司」とするものは２割であり、最重要メンターが提供するメンタリングについては、機能によってメンターの地位などが異なることを明らかにしている[106]。

キャリア開発における個人の課題は、以下のようにまとめることができる。

①キャリアはあなたの持ち物であり、キャリア開発の責任はあなた自身
　にある。そのことを認識しよう
②キャリアのスタート時に大雑把でよいから人生設計を描こう
③初期キャリアの時期は、決して安易な離転職をしないで、同一組織で
　積極的に仕事上の成功体験を積み、キャリア・アンカーを形成しよう
④一生にわたるあなたのよき理解者・教育者（メンター）を見つけよう
⑤転機の時にはニュートラルゾーン・マネジメントを行ない、キャリア・
　デザインを修正しよう

6 リーダーシップ能力

❶ リーダーシップとは何か

　集団で仕事を成し遂げる場面には、必ずリーダーシップが存在する。その集まりに定式化された地位としてのリーダーが不在であっても、リーダーシップを発揮する人が自然発生的に生まれる。現任教育の、グループワークを思い起こしてみて欲しい。グループには課題が与えられている。任意に集められた個人の集合に過ぎなかった塊が、グループで課題を達成するという目的を持てば、必ず、「具体的にどう進めていこうか」、「役割分担はどうしようか」等と口火を切る人が出る。その時、リーダーシップが生まれたといえる。

■ リーダーシップの定義 ■

　リーダーシップとは集団の目的を達成するために、集団の人々に影響を及ぼす現象のことであるが、実際のリーダー行動は多岐にわたる。ユークル[107]は、集団や組織行動におけるリーダー行動を次の四つの活動領域に分類して、各領域におけるリーダー行動を整理（**図2-21**）した[108]。

1　意思決定の領域
2　他者に影響を及ぼす領域
3　人間関係の構築の領域
4　情報の伝達・探索の領域

　これによるとリーダーは、目標を設定し、計画を立案し、実施・評価を行なうだけに留まらず、それに至る情報収集、人間関係への目配りと円滑な関係の構築への介入、さらに意見の集約、集団活動の結果の検討と、リーダーの働きは非常に多様である。このように、リーダー行動が多様であるのと同様に、リーダーシップの定義も研究者の数だけ多様に存在するといわれている。その上で白樫は、リーダーシップとは、「所与の課題を遂行するよう集団を方向付ける特定個人の影響過程である」と定義している[110]。

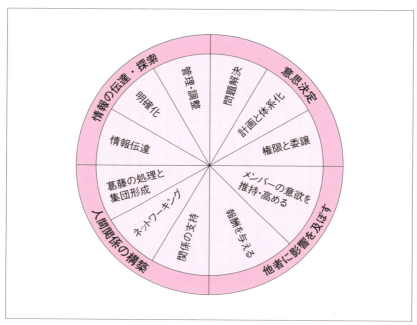

図2-21 リーダー行動の分類[109]

■ リーダシップの考え方の変遷 ■

淵上は、リーダーシップ研究の流れを、四つの時期に分けて各時期における主たるテーマを提示している[111]。それによれば、

第1期……リーダーの特徴を明らかにしようとした1950年代
第2期……リーダー行動の分析に関心が寄せられた1960年代
第3期……リーダー行動の有効性を検討する際にリーダーとフォロワーを取り巻く環境を対象にした1970年代
第4期……組織の変革を視野に入れた1980年代

1990年以降、現代は第5期に位置づけられ、この時期に入って、リーダーの特性論が再び取り上げられるようになった。リーダーの特性と集団の有効性指標に一貫した傾向が見られないことから取り扱われなくなっていたテーマであったが、第4期以降の変革型リーダーシップの研究や、リーダーのカ

リスマ研究によって、再び脚光を浴びている状況である。日常の暮らしの中でも、例えば政治家や地域の代表を選ぶ時に、候補者を評して「恰幅がいい」「押し出しが強い」などといった表現で、適任ではないかと考える人々は確かに存在する。「リーダーシップは行動である」と仮定して、企画・実施されているのが看護師のリーダーシップ研修なのであるが、研修後のリーダー業務を見れば、リーダー行動は学べば発揮できるものではないことを経験するところである。

❷ リーダシップのスタイルと行動

■ リーダーシップの類型 ■

リーダーシップの類型とは、リーダーシップ行動の類型からリーダーシップのタイプを整理したもので、リーダーシップスタイルのことである。

リーダーシップのタイプは、①権威型リーダーシップ、②放任型リーダーシップ、③民主型リーダーシップがある。

権威型リーダーシップは、リーダーが最大限権力を行使し、意思決定を行なうものである。仕事の成果は高いが、メンバーが相互に敵対する傾向があり、孤立するメンバーが出現しやすい。また、リーダーへの依存が高まる一方で、メンバーに潜在的不満が高まる。

放任型リーダーシップは、リーダーの権力行使は極力避け、メンバーの自由度に任せることになるので、自律性の高い集団であれば仕事の成果を上げることができるが、一般には作業の質も量も低下する。

民主型リーダーシップは、合議制による意思決定を基本とするので、メンバー間の友好性が高まり、集団の凝集性は上がる。仕事への動機付けが高まる結果、創造性の高い成果が期待できる。しかし、いつも仕事の生産性が高まるわけではない[112]。

このリーダーシップの類型は現実のリーダーのリーダーシップタイプを識別するためのものではなく、各々のリーダーシップ類型の特徴を知り、状況に応じて使い分ける指標にすべきものである。

■ リーダーシップの2次元モデル ■

リーダーシップの二つの行動面の特徴を整理したのが、オハイオ州立大学の研究と三隅のPM理論である[113]。これによって、普遍的なリーダーシップの

行動の特徴は、次の二つに収斂されることが示された。

①仕事や課題の達成に直結した行動
②メンバーの感情面に気配りし、この組織のメンバーでよかったと思わせるような行動

　オハイオ州立大学の研究では、前者に相当するものを、「構造づくり」、後者を「配慮」と呼んだ。「構造づくり」とは、リーダーが目標達成を目指す中で、組織のコミュニケーション経路・手続き・方法などを明確にして、リーダーと部下の役割を定義し、その関係を構築する一連の行動（この側面の強いリーダーは、部下に対して業務目標の達成や起源を厳密に求める）とされる。一方、「配慮」とは、リーダーが部下に対して友情、相互信頼、尊敬などの感情への気配りをする一連の行動を指す。

　三隅のPM理論では、文字通り①が「P」、②は「M」と命名されている。P（performance）は「業績」を、M（maintenance）は「維持」を意味する。つまり、P行動は集団の目標達成や、問題解決に向かう機能であり、M行動は、集団それ自体を維持・存続する機能である。リーダーシップP行動とM行動の測定項目を**表2-10**に示す。

表2-10　リーダーシップP行動とM行動の測定項目

＜リーダーシップP行動の測定項目＞
1）あなたの上役は規則に決められた事柄にあなたが従うことをやかましく言いますか
2）あなたの上役はあなた方の仕事に関してどの程度指示命令を与えますか
3）あなたの上役は仕事を与えるときに、いつまでに仕上げればよいかを明確に示してくれますか
4）あなたの上役は仕事量のことをやかましく言いますか
5）あなたの上役は所定の時間までに仕事を完了するよう要求しますか
6）あなたの上役はあなた方を最大限働かせようとすることがありますか
7）あなたの上役はあなたがまずい仕事をやったとき、あなた自身を責めるのではなく仕事ぶりのまずさを責めますか
8）あなたの上役はあなたが担当している機械、設備のことを知っていますか
9）あなたの上役はその日の仕事の計画や内容を知らせてくれますか
10）あなたの上役は仕事の進み具合について報告を求めますか
11）あなたの上役の計画、手順がまずいために作業時間が無駄になるようなことがありますか
12）あなたの上役は毎月の目標達成のための計画をどの程度綿密に立てていますか

＜リーダーシップM行動の測定項目＞

13) あなたの上役は職場に気まずい雰囲気があるとき、それを解きほぐすようなことがありますか
14) あなたは、仕事のことであなたの上役と気軽に話し合うことができますか
15) あなたの上役は仕事に必要な設備の改善などを申し出ると、その実現のために努力しますか
16) 全般的にみてあなたの上役はあなたを支持してくれますか
17) あなたの上役は個人的な問題に気を配ってくれますか
18) あなたの上役はあなたを信頼していると思いますか
19) あなたの上役はあなたが優れた仕事をしたときにはそれを認めてくれますか
20) あなたの職場で問題が起こったとき、あなたの上役はあなたの意見を求めますか
21) あなたの上役はあなた方の立場を理解しようとしますか
22) あなたの上役は昇進や昇給など、貴方の将来について気を配ってくれますか
23) あなたの上役はあなた方を公平に取り扱ってくれますか
24) 上役はあなたに対して好意的ですか

＜回答方法＞

①項目毎に5点尺度で回答する

　5：まったくそのとおりだ。非常に…だ。いつも…だ。
　4：かなり…だ。しばしば…だ。
　3：どちらともいえない
　2：あまり…でない。あまり…してくれない。
　1：ほとんど…でない。ほとんど…してくれない。

②P行動、M行動それぞれの平均値を出し、下図（縦軸がP次元、横軸がM次元）の中心線を30点として得点を記入する

pM型	PM型
pm型	Pm型

（三隅二不二他：応用心理学講座⑴・組織の行動科学、p195、福村出版より）

■ リーダーシップのコンティンジェンシー理論
（条件適合理論、環境適応理論）■

　どのようなリーダーシップ行動が有効なのかは、リーダーの置かれた状況（環境、課題の性質、部下の成熟度）によって異なるという見解から、状況に応じたリーダーシップスタイルを提唱するのが、リーダーシップのコンティンジェンシー理論である。各種の理論があるが、ここでは部下の成熟度に応

じたリーダーシップの必要性を説明した、ハーシーとブランチャードのSL理論を紹介する[114]。

まず、リーダーシップの基本スタイルを、①高指示・低協力的リーダー＝教示的、②高指示・高協力的リーダー＝説得的、③高協労・低指示的リーダー＝参加的、④低協労・低指示的リーダー＝委任的と設定する。

次に、部下の成熟度の低さを、①できるだけ高い目標を達成しようとする基本姿勢（成就意欲）の程度、②責任分担の意思と能力の程度、③対象となる個人や集団の教育・経験の程度で評価する。

続いて、成就意欲の程度による成熟度パターンを、①責任を負う気もなければ能力もない人、②責任を負うことには積極的だが能力に欠ける人、③能力は充分にあるが責任を負おうとしない人、④責任を負うことにも積極的で能力もある人（成熟度の程度が最高）の見地から評価する。

それによって決定される、部下の成熟度に合わせたリーダーシップスタイルは、次のようになる。

・特定の仕事に対する課題達成関連成熟度が低い部下には、「高指示・低協労スタイル」

・特定の仕事に対する課題達成関連成熟度が中位から低位の部下には「高協労・低指示スタイル」

・特定の仕事に対する課題達成関連成熟度が高位の部下には、「低協労・低指示スタイル」

（PM理論、SL理論については31〜35ページも参照）

引用文献

〔1節〕

1）パトリシア・ベナー著：ベナー看護論、新訳版—初心者から達人へ—、医学書院、p125、2005

2）日野原重明、児島安司他：誰がために記録はある—書きすぎない、チームで共有できる記録を目指して、週刊医学界新聞2653号、2005

3）前掲書1）、p127

4）キャスリンB．ゲイバーソン、マリリンH．オールマン、勝原由美子監訳：臨地実習のストラテジー、医学書院、p20、2002

5）ジャニス・ライダー・エリス他：志自岐康子他監訳：看護ケアのマネジメント―クリティカルシンキングで学ぶ看護管理の実際、メディカ出版、p74、2006

6）クレア・M・フェイガン著、竹花富子訳　フェイガン　リーダーシップ論　日本看護協会出版会、p168　2002

7）Gordon, M.：Definitions of Nursing Diagnosis Handout NO.2（International　Conference on Nursing Diagnosis and Interventionの資料による）

8）照林社編集部：エキスパートナースになるためのキャリア開発、照林社、p104、2003

9）前掲書4）、p19

10）アンセルム・ストラウス、南裕子監訳：慢性疾患を生きる―ケアとクォリティ・ライフの接点、医学書院、p201、1987

11）厚生省医務課医事課編：アメリカ大統領委員会生命倫理総括レポート、篠原出版、p100、1984

12）前掲書4）、p19-20

13）前掲書8）、p106

14）日本看護協会編：看護に活かす基準・ガイドライン集 2018、p157、日本看護協会出版会、2018

15）前掲書8）、p29

16）前掲書8）、p107

17）田尾雅夫：看護マネジメントの理論と実際―人的資源論の理論と実際、p145-147、医療文化社、2005

18）田中滋、二木立編著：保健・医療供給制度　勁草書房、p20、2006

19）野中猛、高室成幸他著：ケア会議の技術　中央法規出版、p68-82、2007

20）アーサー・クライマン：病の語り―慢性の病をめぐる臨床人類学、誠信書房、p168、1996

21）熊倉伸宏：臨床人間学―インフォームドコンセントと精神障害　新興医学出版社、p222、1994

22）Lemieux-Charles.L：What do we know about health care team effectiveness? A reviewof the literature. Medical Care Research and Review 63（3）：p263-300、2006

23）前掲書17）、p174

24）今井賢一、金子郁容：ネットワーク組織論、p237、岩波書店、1988

25）前掲書16）、p155

26）前掲書5）、p90

27）佐藤エキ子編：看護実践マネジメント医療安全、p108-117、メヂカルフレンド社、2009

28）前掲書1）、p128-129

29）前掲書16）、p23-24

30）陣田泰子：できるナースのための超仕事術、p60-64、メディカ出版、2009

31）前掲書16）、p156-157（参考）

32）佐藤まゆみ、大室律子他：看護系大学を卒業した新人看護職者における看護実践能力の

習得状況、看護管理16（8）、p676-681、2006

33）永井則子：ナースビーンズ、パッと見てわかるプリセプター読本、メディカ出版、p16-17、2006

〔2節〕

34）リチャード・S・ラザルス、スーザン・フォルクマン：本明寛、春木豊、織田正美監訳、ストレスの心理学、実務教育出版、1991

35）横山博司、岩永誠：ワークストレスの行動科学、北大路書房、2003

36）林　俊一郎：「ストレス」の肖像、中公新書、1993

37）林　俊一郎：「ストレス」の肖像、中公新書、1993

38）セリエ・H／林　靖三郎他訳、現代社会とストレス、法政大学出版局、1988

39）河野友信、石川俊男：ストレス研究の基礎と臨床、至文堂、1999

40）Lazarus, R. S.: Psychological stress and the coping process. New York, McGraw-Hill. 1969

41）Lazarus, R. S. & Cohen, J. B. : Enviromental Stress. In I, Altman & J, F. Wohlwill（Eds.）Human behavior and the environment: Current theory and research. New York : Springer. 1977

42）宗像恒次、中尾唯治、藤田和夫、諏訪茂樹：都市住民のストレスと精神健康度、精神衛生研究、32、p49-68、1986

43）Holmes, T, H. & Rahe, R. H.: The social readjustment rating scale, Journal of Psychosomatic Research, 11, p213-218, 1967

44）横山博司、岩永誠：ワークストレスの行動科学、北大路書房、2003

45）渡辺直登、矢富直美：ストレスの測定、渡辺直登、野口裕之編、組織心理測定論、白桃書房、1999

46）宗方比佐子、渡辺直登編著：キャリア発達の心理学、p203、川島書店、2002

47）Cooper, C. L, & Marshall, J. : Occupational sources of stress : A review of he literature relathing to coronary heart disease and mental ill health. Jouurnal of Occupational Psychology, 49, p11-28, 1976

48）Hurrell, J. J., Jr. & Mclaney, M.A.: Exposure to job stress; A new psychometric instrument. Scandinavian Journal of Work and Environmental Health, 14, p27-28, 1988

49）Harrison, R. V.: Person-environment fit and job stress. In C. L. Cooper & R. Payne（Eds.）, Stress at work. New York: Wiley, 1978

50）Karasek, R. A.: Job demands, job decision latitude, and mental strain : Implications for job redesign. Administrative Science Quarterly, 24, p285-308, 1976

51）Siegrist, J.: Adverse health effects of effort-reward imbalance at work: Theory, empirical suppot, and implications for prevention. In C, l. Cooper （Ed.）, Theories of organizational stress. UK : Oxford University Press, 1998

52）鈴木竜太：組織と個人—キャリアの発達と組織コミットメントの変化—、p133、白桃書房、2002

53) Kramer, M.: Reallity Shock why nurses leave nursing, C. V. Mosby, St Loui, 1974

54) 金井嘉宏：働く人のためのキャリア・デザイン、p208-214、PHP新書、2002

55) Kramer, M.: Reallity Shock why nurses leave nursing, C. V. Mosby, St Loui, 1974

56) アメリカ看護アカデミー編：前田マスヨ監訳、マグネット・ホスピタル―魅力ある病院づくりと看護管理―、メヂカルフレンド社、1985)

57) 筒井真優美他：最近の看護問題に関する概観、看護学雑誌、55（6）：p518-523、1991

58) 阿部俊子：ALABAMA発・としこ通信、看護、43（12）：p137-143、1991

59) 伊津美孝子：プリセプター・シップにおける看護師長の役割行動に関する実証的研究、平成18年度滋賀医科大学大学院医学系研究科修士論文、2007

60) 田尾政夫、久保真人：バーンアウトの理論と実際―心理学的アプローチ―、3、誠信書房、1996

61) Maslach, C. & Jackson, S. E.: The measurement of experienced burnout. Journal of Occupational Behavior, 2, p99-113, 1981

62) 田尾雅夫：ヒューマン・サービスの組織、p173、法律文化社、1995

63) Perlman, B., & Hartman, E. A.: Burnout : Summary and reseach, Human Relations, 35（4）, p283-305, 1982

64) 前掲書66）、p50-55、誠信書房、1996

65) 同上

66) 同上

67) 同上

68) Maslach, C. & Jackson, S. E.: The measurement of experienced burnout. Journal of Occupational Behavior, 2, p99-113, 1981

69) 前掲書66）、p30、誠信書房、1996

70) 日本婦人団体連合会編：女性白書2008、198-203、ほるぷ出版、2008

71) 馬場房子、小野公一：「働く女性」のライフイベント―そのサポートの充実をめざして―、p148-164、ゆまに書房、2000

72) 長友みゆき、草刈淳子：国公私立大学病院看護管理者のキャリア発達―ライフイベントの1990年度調査との比較―、病院管理、42（1）、p89-97、2005

73) 内閣府編：平成19年版国民生活白書、20、社団法人時事画報社、2007

74) 横山博司、岩永誠：ワークストレスの行動科学、北大路書房、2003

〔3節〕

75) 水流聡子：看護サービス管理と情報システム、中西睦子編、看護サービス管理第2版、p173-186、医学書院、2002

76) 水流聡子他：病院内で移動する文書情報のライフサイクルの分析、医療情報学、12（2）：p49-61、1992

〔4節〕

77) 櫛田豊：サービス経済論、斉藤重雄編、現代サービス経済論、p37-61、創風社、2001

78）角田由佳：看護師の働き方を経済学から読み解く―看護のポリティカル・エコノミー―、p1-4、医学書院、2007

79）坂口桃子：看護サービスの特性と人材育成の意義：井部俊子・中西睦子監修、看護管理学習テキスト第2版第4巻、看護における人的資源活用論、p38、日本看護協会出版会、2017

80）藤芳研究室編：ビジョナリー経営学：学文社、p79、2003

81）横澤俊一：医療福祉の経営とは、井部俊子・中西睦子監修、看護管理学習テキスト⑥、看護経営・経済論p28-44、日本看護協会出版会、2004

82）徳重宏一朗：経営管理要論、改訂版、p61、同友館、1994

83）同上、p69、同友館、1994

84）P.F. ドラッカー：上田惇生訳、新訳 現代の経営（上）、ドラッカー選書3、p89、ダイヤモンド社、1996

85）横澤俊一：医療福祉の経営とは、井部俊子・中西睦子監修、看護管理学習テキスト⑥、看護経営・経済論、p28-44、日本看護協会出版会、2004

〔5節〕

86）Dalton, G, W, Hand book of Career Theory, 5 Developmental views of Careers in organizations , Cambridge University Press, p89-90, 1989.

87）金井壽宏：働くひとのためのキャリア・デザイン，PHP新書，2004

88）若林満・南隆男・佐野勝男：わが国産業組織における大卒新入社員のキャリア発達過程―その経時的分析―、組織行動研究6、p12、1980

89）Douglas T.Hall, Careers in Organizations, Glenview, IL: Scott, Foresman and Company, p4, 1976

90）スーパー D. E.：日本職業指導学会訳、職業生活の心理学、誠信書房、p92-204、1960

91）シャイン E. H.：二村敏子、三善勝代、キャリア・ダイナミクス、p38-47、白桃書房、1991

92）平野光俊：キャリア・ディベロップメント―その心理的ダイナミクス―、p22、白桃書房、1994

93）シャイン E. H.：二村敏子、三善勝代訳、キャリア・ダイナミクス、p41、白桃書房、1991

94）エドガー H. シャイン：金井壽宏訳：キャリア・アンカー―自分のほんとうの価値を発見しよう―、白桃書房、2003

95）坂口桃子：看護職のキャリア志向のタイプと形成時期、日本看護管理学会誌、3（2）：p52-59、1999

96）金井嘉宏：働く人のためのキャリア・デザイン、PHP新書、2002

97）ウィリアム・ブリッジズ：倉光修、小林哲郎訳、トランジション、創元社、1994

98）田尾雅夫：ヒューマンサービスの組織、法律文化社、1995

99）松田憲二：民間企業におけるキャリア開発プログラム―ジョブ管理からキャリア管理へ

一、看護展望、14（8）：p35、1989

100）吉川栄一：人材の育成と活用―これからの組織と人事―、p116-142、早稲田大学出版部、1989

101）ANA：看護スタッフ能力開発の基準、インターナショナル・ナーシング・レヴュー、17（3）：p56-63、1994

野地金子：継続教育・学習計画：井部俊子、中西睦子監：看護管理学習テキスト④看護における人的資源活用論、p61、日本看護協会出版会、2004

102）草間俊介、畑村洋太郎：東大で教えた社会人学、文芸春秋

103）合谷美江：女性のキャリア開発とメンタリング―行政組織を事例にして―、文眞堂、2002

104）小野公一：キャリア発達におけるメンターの役割―看護師のキャリア発達を中心に―、白桃書房、2003

105）小野公一：キャリア発達におけるメンターの役割―看護師のキャリア発達を中心に―、白桃書房、2003

106）小野公一：看護婦におけるメンタリングとキャリア発達、日本労務学会第29回大会発表論文集、p93-98、1999

〔6節〕

107）Yukl, G. A.: Leadership in organization, Englewood Cliffs, NJ : Prentice-Hall,1989

108）淵上克義：リーダーシップの社会心理学、p26、ナカニシヤ出版、2002

109）白樫三四郎：リーダーシップの心理学、有斐閣、1985

110）白樫三四郎：リーダーシップ／ヒューマンリレーションズ、産業リサーチ研究所、1992

111）淵上克義：リーダーシップの社会心理学、p26、ナカニシヤ出版、2002

112）金井PaK雅子：リーダーシップ・マネジメント、中西睦子編、看護サービス管理第2版、p20-23、医学書院、2002

113）金井嘉宏：経営組織、日本経済新聞社、1999

114）Hersey, P., Blanchard, K. H., : Management of Organizational Behavior : Utilizing Human Resources（4 th edition）, Prentice-Hall, Englewood, N. J, 1982.

CHAPTER
3

基礎看護教育における
マネジメント能力の
育成プログラム

　看護マネジメントの重要性が認識され、マネジメント能力を高めるために、様々な取り組みが、行われている。この章では、基礎看護教育における看護マネジメント教育の動向とプログラムの例を紹介する。

1 基礎看護教育での取り組み

マネジメント教育をめぐる基礎看護教育の動向

　マネジメント教育が基礎看護教育の中で明文化されたのは、平成19年4月の「看護基礎教育の充実に関する検討会報告書」である。この報告書を元に平成21年カリキュラムが改正された。その背景に、当時3年課程の看護師教育の課題として、臨床現場で求められるものと教育機関での教育内容にギャップがあり、リアリティショックや早期離職の理由となる状況がみられること等があげられた。卒業後、臨床現場にスムーズに適応できることを目的に、「統合分野」が新たに設けられた。その教育内容として「看護の統合と実践」が位置づけられ、チーム医療および他職種との協働の中で、看護師としてのメンバーシップおよびリーダーシップを理解すること、看護をマネジメントできる基礎的能力を身に着けること等の内容を含むとされた。その臨地実習においては、複数の患者を受け持ち、一勤務帯を通した実習等を行う必要があるとされた。

　また、「看護師教育の基本的な考え方」の6番目に「保健・医療・福祉制度と他職種の役割を理解し、チーム医療を実践するとともに、人々が社会的資源を活用できるよう、それらを調整するための基礎的能力を養う」ことがあげられた。ケアシステムの中で患者のケアをマネジメントする役割を果たすことができるよう看護基礎教育の中に取り組むことが明確に求められるようになった。

　さらに、平成30年に日本看護系大学協議会は、「看護学士課程教育におけるコアコンピテンシーと卒業時到達目標[1]」を発表した。その理由を近年の高齢者人口の増大、疾病構造の変化、様々な医療状況の変化に合わせて、病院施設での看護から地域在宅での看護活動にシフトする動きがみられ、多様なヘルスケアニーズに対応できる看護専門職の育成が喫緊の課題となっているためとしている。

　大学における看護師教育のコアコンピテンシーとして「I群．対象となる人を全人的に捉える基本能力」「II群．ヒューマンケアの基本に関する実践能

力」「Ⅲ群．根拠に基づき看護を計画的に実践する能力」「Ⅳ群．特定の健康課題に対応する実践能力」「Ⅴ群．多様なケア環境とチーム体制に関する実践能力」「Ⅵ群．専門職として研鑽し続ける基本能力」の６つがあげられている。尚、報告書で用いられているコアコンピテンシーは、「単なる知識や技能だけでなく、様々な資源を活用して特定の状況の中で複雑な課題に対応できるための核となる能力」と定義されている。

　今回の課題であるマネジメント能力の育成に係る能力としては、地域や在宅での看護ニーズの高まりに対応できる人材育成に向けて整理されたⅤ群の「多様なケア環境とチーム体制に関する実践能力」である。そのために必要な能力として、「保健医療福祉における看護の質を改善する能力」「地域ケア体制の構築と看護機能の充実を図る能力」「保健医療福祉チームの一員として協働し連携する能力」などがあげられている。

　また、「保健医療福祉チームの一員として協働し連携する能力」の卒業時到達目標として提示された内容は次の３つである。

　　1 チーム医療における看護及び他職種の役割を理解し、対象者を中心とした連携と協働のあり方について説明できる。
　　2 保健医療福祉サービスの継続性を保障するためにチーム間の連携について説明できる。
　　3 地域包括ケアを推進する必要性を理解し、地域包括ケアの中の看護の役割と機能について説明できる。

　具体的な内容として、地域包括ケアシステムの中で、療養場所にかかわらず、質の高いケアを提供するために、療養者と家族の意思を尊重し、さまざまなフォーマルおよびインフォーマルなサービスが連携・協働して、ケアをマネジメントしていく上での看護の役割を説明できるレベルが求められている。

　以上の動向を踏まえ、大学教育においてマネジメント能力を高めるためのプログラム作成に向けた取り組みの一例をあげる。教育プログラムの内容は、主に看護実践に必要なマネジメント能力を育てることを主眼としている。その内容の一部を、１年次のマネジメント教育の導入プログラムと、ケアを組織化してマネジメントする能力、多職種と協働して行うケアをマネジメントする能力の育成プログラムに分けて紹介する。

　尚、いずれの内容も学生の学習進度に合わせて課題を工夫し、演習や実習

後、体験を意味づけるためにグループワークや事後レポートによるまとめを実施した。

看護実践に必要なマネジメント能力の育成に関する取り組み

1年次前期▶	看護学概論での看護師に必要なマネジメント能力についての導入
後期▶	早期体験実習での学びを生かした看護理論の科目内での取り組み
2年次前期◆	学生生活におけるタイムマネジメントの重要性

2年次後期〜3年次

　　　　◆領域別実習での行動計画立案と評価におけるマネジメントの視点
　　　　■退院支援における多職種連携の必要性の理解と看護師の役割

4年次前期◆総合実習での「臨床におけるスタッフナースの看護実践におけるマネジメントの実際と求められる視点」を整理するために工夫した事前演習の取り組み
　　　　■地域包括ケアシステムにおけるフォーマル・インフォーマルサポートとの連携における看護師に求められる能力

▶導入　◆ケアを組織化しマネジメントする能力　■多職種と協働して行うケアをマネジメントする能力

❶ マネジメント能力の育成プログラム導入

■ 看護学概論 ■

　まず、1年次前期の看護学概論で看護の4つの概念を学んでいく導入時に、次の国際看護師協会（ICN, 2002）の看護の定義について紹介している。

> 　看護とは、あらゆる場であらゆる年代の個人および家族、集団、コミュニティを対象に、対象がどのような健康状態であっても、独自にまたは他と協働して行なわれるケアの総体である。看護には、健康増進および疾病予防、病気や障害を有する人々あるいは死に臨む人々のケアが含まれる。また、アドボカシーや環境安全の促進、研究、健康政策策定への参画、患者・保健医療システムのマネジメントへの参与も、看護が果たすべき重要な役割である。

この定義は学生達に、次のようなことを学ぶ動機づけとなる。

　□1 看護の対象はあらゆる健康レベルの人であり、看護活動の場は広いこと。

2 看護には看護独自のケアと、他と協働して行なうケアの両方があること。

3 看護の機能には、病気を有する人へのケアばかりではなく、疾病予防、健康増進を含むこと。

4 看護への期待や求められる役割は、社会のありようと連動しているため、社会の動向に敏感になる必要があること。

5 環境や政策、システムの中で看護を捉える視点が重要であること。

6 患者・保健医療福祉システムを活かしたマネジメントに参与すること。

そして、これからの4年間では看護を実践していくなかで、看護独自の機能とは何かを追究する姿勢と、看護独自にまた多職種協働してケアを行なうために求められるマネジメント能力は何かを問い、身につけていくことの重要性を説明している。

■ 早期体験実習での学びを生かした授業での取り組み ■

初めての病棟実習で学ぶ看護師のマネジメント能力

早期体験実習では、主に看護の対象の理解と共に、次のような目標をあげている。

目標：看護活動の場で働く人々と接し、看護の役割および各施設や他の専門職の機能と役割を学ぶ

病棟実習で看護師に同行してケアを見学する中で、学生達は看護師の役割やマネジメント能力について次のようなことを学んでいる。

・複数の患者の多様なニーズに優先順位をつけながら対応していること
・同じ患者でも反応の変化に着目して対応を変えて接していること
・一日のケアを検査や治療内容を含め組み立てて実践していること

さまざまな看護活動の場で学ぶ多職種の連携

多職種の連携については、学生達から次のような感想が挙げられている。

3 基礎看護教育におけるマネジメント能力の育成プログラム

- 医療現場は、一人だけでは何もできないということを改めて感じた。
- 一人の対象に携わる全ての医療従事者が情報を共有し、よりよい医療を提供できるよう、意見を出し合い対応していくチーム医療の姿を学ぶことができた。
- 多職種が協働していくことで、より対象を多面的に理解し患者にとってのよりよいケアにつながるのではないかと思った。
- 情報を共有する過程で対象者本人や家族の意向の確認が重要であることを学んだ。
- 施設で、各職種が専門とする分野の視点から、児と家族に連携しながらアプローチし、今必要な援助ばかりでなく今後の生活を見据え計画的かつ継続的に関わっていることがわかった。
- 看護師が利用者の心身の状態の様々な変化や反応を示す、そのサインをいち早く察知し、他職種との連携をもとに適切な治療や援助に結びつける役割があると理解できた。
- 多職種で協働していくには、自分の意見を要領よく相手に伝える技術や、他者の意見を積極的に聴く姿勢の重要性について考えることができた。

　早期体験実習を通して、学生達は看護師に求められる能力や役割について実感し、それらを身につける必要性について理解していく。しかし、同時に今の自分と看護師の姿とのギャップの大きさに圧倒され、今後に不安を抱く学生も、毎年多く見られる。

　そこで後期の授業では、学生それぞれが体験を通して学んだことや感じたことを振り返り、看護論と照らし合わせて、それぞれの体験を意味づけることができるような機会の提供が欠かせない。

■ 看護理論からマネジメント能力習得のプロセスを学ぶ ■

　1年後期の看護理論の授業は、まずベナーの看護論から始まる。新人看護師がどのようにして、エキスパートの看護師に成長していくのか。臨地実習で出会った指導者と、看護学生の私では何がどのように違うのか、ベナーの看護理論に照らし合わせると「私も今後どのように成長していくのか」を、看護論の授業を通して学ぶわけである。

学生達は早期体験実習で学んだこと感じたことを元に、自身の成長の姿を描く。その結果、今から何に取り組むべきか、今の時期から何を積み重ねていったらよいのか明確になったと学生達は述べている。その感想の一部を、次に紹介しておく。

・「実践的な知識」は実習でこそ学び身につく。自己の経験から学ぼうとする姿勢が必要である。経験の質を高めたい。

・初心者は状況を部分的に見てしまうが、エキスパートは状況を全体的に捉えて的確に判断する力を持っている。

・多くの仕事に優先順位をつけ、効率よく行動する、あるいは自分以外の看護者と協力したり、仕事が円滑に行なえるように分担したりする能力が大いに必要とされる。

・患者の健康に関わる医師や多職種の方と良好な関係を築き、意見を交わしていくことは、患者のためであり、病院内のよい人的環境づくりにつながっていくように感じた。

・さまざまな状況に出合い、いくつもの経験を乗り越え実践的知識を習得し少しずつ適切な状況判断ができるようになるのだろう。一歩ずつ達人ナースに成長していきたい。

・看護に限らず何かを新たに始める時は、誰しもが初心者であり、実践を積み重ねて経験を積み、達人になっていくということを改めて認識した。自分が今いる立場の中で自分にできる最善のことをしていくことが大切であること、あせらずひとつずつということを知ることができた。

第2章第1節で、看護実践に必要なマネジメント能力を次の3種類に分けた（詳しくは38〜40ページ参照）。

　1 状況の主要点を把握し、看護として的確な意思決定をする能力。
　2 多職種と協働して行なうケアをマネジメントする能力。
　3 一日のケアを組織化しマネジメントする能力。

　これらの能力について、1年生であっても学習進度に沿って学ぶことができるのである。
　ベナーの看護理論学習の後は、トラベルビーの人間関係論やペプロウの看

護理論の講義とグループワークを、並行して基礎看護技術の講義では「コミュニケーション」の単元、看護倫理に関する講義では「看護者の倫理綱領」についてのグループワークなどを展開している。いずれも学生たちは、早期体験実習での学生それぞれの学びを共有することに積極的であり、実践での学びを裏付ける理論的知識の習得に関心を持ち取り組んでいる。

❷ ケアを組織化しマネジメントする能力の育成プログラム

■ 大学生活に必要なタイムマネジメントとマルチタスキング ■

　2年次になると、専門科目が増え演習などが重なるため、学生生活においても、中長期的なスケジュールを立てて、時間を効果的にマネジメントすることが求められる。そこで、「自分自身の特徴を把握し、実行可能な対策を立ててみよう」と題し、4月のガイダンス時「タイムマネジメント」と題する演習を企画している。

　4年間の目標を明確にし、（看護に係ることだけではなく、大学生活における楽しみの要素も含む）、4年間の大まかな予定を立てる。次に学年歴で年間スケジュールの作成、月間スケジュール、週間スケジュールをたて、2か月後タイムマネジメントの視点から自己評価をすることを課題とした。

　目標達成のために、複数のことを同時実行するマルチタスキングの考え方を紹介し、実行するには、計画、準備が必要であること、進捗状況を自ら定期的にチェックすること、まずは2つのことを、バランスをとって行えることから始めるとよい、などを説明している。マネジメントする能力は、看護の場に限ったことではなく、日々の中で取り組み、身につけることが可能な能力であることを認識できるように支援している。

■ 基礎看護学実習～領域別実習での取り組み ■
行動計画立案の意義から見たマネジメントの視点

　2年次後期の基礎看護学実習では、学生達は初めて一人の患者を受け持つ。毎日行動計画を立て、教員や臨地実習指導者から助言を受けることになるわけで、行動計画立案の説明時に、行動計画の意義として次のような内容を説明している。

　　1 患者に適したよりよい看護実践を行なうために、目標を設定し日々の行動計画を立案する。

2 立案した内容について臨地実習指導者、病棟スタッフ、教員から助言を受けることで、考え方の幅を広げていくことができる。

3 行動計画に基づき実施した後「実施・患者の反応」および「感想、疑問点など」を自己で記入することにより、行動の意味を客観的に振り返り、以後の看護実践に活かすことができる。

4 1日の自己の行動を明確にし、意図的な行動がとれるようにする。

5 臨地実習指導者、教員は、学生の1日の行動を把握すると共に、ケア時間の重複などの調整に活用する。

6 目標達成や患者の疲労なども考え、時間を配分することができたかなどのタイム・マネジメントの視点からの評価を行う。

　上記の4～6の項目が一日のケアを組織化しマネジメントする能力に関する視点となる。この3つの視点は3年次の領域別実習でも磨いていく必要がある。

計画立案と評価に対するマネジメントの視点からの指導の重要性

　実習中は、学生は並行して受け持ち患者の看護過程を展開することになる。基本的ニードの枠組みから問題点を抽出し、問題リストを作成し、各問題に対する看護計画を立案し実施するのである。

　このプロセスでは、問題ごとに立案した計画を、行動計画表では9時から15時までの時間軸に落として実践していくことになる。問題ごとの具体策をどのように組み合わせ、治療や検査と兼ね合わせてケアを実施していくかについて、行動計画で検討する。

　毎日の実習では、観察した患者の反応や患者の訴え、検査や治療時間の変更によって、修正する必要が生じる。それらは変更した時間、追加したケアとして、「計画」の欄に色を変えて記述することになる。的確な時期に報告・相談し状況を病棟スタッフと共有することは、より的確なケアを遂行するために不可欠であることを学んでいく。

　実習終了後には自らのケアについて振り返り、その日の目標達成状況を評価すると共に、1日の時間配分をタイム・マネジメントの視点から評価することの重要性について説明している。毎日の行動計画に関する助言では、前日の目標達成、タイム・マネジメントについてもフィードバックするようにしている。

　看護過程に基づく計画立案は、自分の知識や患者に対する思いを、どのよ

3 基礎看護教育におけるマネジメント能力の育成プログラム

うに実践していけばよりよい看護につながるのかを実感する機会となる。また限られた時間を有効に活用し、刻々と変化する状況に対応していくためには、計画内容は一つではなく、状況に応じて選択肢を複数準備し、実践できるようにする必要性に気づく機会ともなる。

臨地実習指導者、病棟スタッフ、教員からの助言が、その機会を提供する。行動計画の立案と評価に関する指導は、ケアを組織化しマネジメントする能力を伸ばすためにきわめて重要なのである。

■ 統合実習での取り組み ■

4年次統合実習での「臨床におけるスタッフ・ナースの看護実践におけるマネジメントの実際と求められる視点」を学習するために看護管理の授業と連動させ工夫した、事前演習の取り組みを紹介する。少しでもリアリティショックを軽減させ、より身近に1年後の自分の姿を描き、心構えをするのかをねらいとした。

〈事前レポート課題〉
1. 「改めてマネジメントとは？」
2. 「看護管理のイメージは？」
3. 看護学生として実習している私と、1年後に看護師として病院などで働いている私の違いは？
4. 事例（※）から、新人ナースの入職当時の様子と3～6ヶ月後を比較して気づいた相違点は？　また、入職当時なぜこのようなことが生じたと考えるか？　その対策は？
5. 事例から達人ナースと新人ナースそれぞれの多様な患者のニーズに応えている様子を比較して、気づいた点
6. 看護を実践し看護師として成長していく上で磨く必要のある能力は何か？

※事例はベナー看護論新訳版「第10章　組織能力と役割遂行能力」の例示1と例示2を対比させて提示、第2章の中堅レベルの看護師が新人看護師に望むことについて語った内容を教材として用いた[2]。

〈スケジュール〉

時間	内　容	ねらい
〈1日目〉 9：00～10：00	オリエンテーション グループワーク① 「マネジメントとは？」「看護管理とは？」 「看護師（1年後の私）と学生の違いは？」	・マネジメントを新人ナースにも（学生時代から）必要な身近なものとして捉えることができる。
10：10～10：50	講義① 文献からみた新人ナースの感じる悩み	
10：50～11：30	グループワーク②◆課題4、5、6に基づく 「スタッフナースのマネジメントの実際①」 対象の多様なニーズや要求を調整し、それらに応えるには？	
11：30～12：10	講義② ベナー看護論にみる達人ナースへの道とマネジメントの視点	・技能習得に関するドレイファス・モデル
13：00～14：00	講義③ スタッフナースに求められるマネジメントの視点 ―クリニカルラダー、 　　　　　マネジメントラダーの実際から― 実習病院看護部教育担当	・具体的な卒後の継続教育プログラムを知り、自分自身が成長していく過程を描くことができる。
14：10～15：00 15：00～16：00	グループワーク③ 「スタッフナースのマネジメントの実際②」 発表、まとめ	・目標または成果、時間、経済性を意識した取り組みの必要性に気づく。
〈2日目〉 10：00～11：20 11：20～12：00	講義④ 改めて看護管理とは？　求められるマネジメント能力とは？ ―看護部長、看護部、看護師長の視点から― 実習病院看護部長 事後レポート　まとめ	・看護部、師長のマネジメントの視点を知り、実際の領域での統合実習の動機づけとする。

〈事後レポート課題〉

1．グループワークや講義などで、マネジメントや看護管理のイメージや考え方が変化したこと

2．看護実践におけるマネジメントの必要性について気づいたこと

3. 今の時点でマネジメントについて学んだことは、今後どのような点で役立つと思うか

事後レポートから見たマネジメント能力に関する学び

次に、これらの事前演習での学生の学びの一例を、事後レポートから紹介する。

（1）マネジメントや看護管理のイメージや考え方が変化したこと

・一部の人間がするものでなく、その場に関わるスタッフや病院全体が、医療環境をよくしようとする目的を持って行なうものであることがわかった。
・マネジメントは思い描いていたより、広く深い意味を持つものである。
・時間・ヒトの管理ということでは、新人ナースにもすぐ必要なものであること、振り返ってみると学生の私もその視点は持っていたことに気づいた。
・マネジメントは難しいものではないこと、実は組織に属する人なら、誰もが無意識に持っているものだということがわかった。ただそれを意識して実践することが組織や個人の看護の質やレベル向上のためには大切であることもわかった。

（2）看護実践におけるマネジメントの必要性について気づいたこと

・組織を運営するにあたり、一人ひとりのナースはひとつの重要な資源である「ヒト」の部分を構成している。このことを一人ひとりが自覚しなければ、いくらベテランナースが看護管理やマネジメントに心を砕いても全体の看護レベルを上げていくことは難しいと感じた。看護を行なう組織を構成する一人として、よりよい看護を提供するために看護管理やケアマネジメントの視点を持っていなければならない。
・看護師が働く職場には、新人看護師、中堅看護師、達人看護師など経験が違うさまざまな看護師がおり、それぞれの立場に応じたマネジメントが必要となってくることがわかった。
・クリニカル・ラダーによって看護師に必要な能力を段階的に習得し、看護師としての資質向上を図ると同時に、それによって向上心が刺激された職員が自発的にキャリアアップを目指し、仕事への満足感を高

めるという意味がとても重要だと感じた。

（3）今の時点でマネジメントについて学んだことは、今後どのような点
　　で役立つと思うか

・新人ナースになった時、「ひたすら自分のことで精一杯で、狭い範囲内
　しか見えない」ではなく、全体に目を向け自分や職場を客観的に見つ
　めることで柔軟性も生まれてくると思った。
・将来看護チームの一員として働いていく上でのマネジメントについて
　学んだことで、働き始めた時から自分でも効率やコスト、提供する看
　護の質のよさを意識して取り組むことができると思う。
・今後、臨床に出て複数の患者を受け持ち責任も重くなる。そのなかで
　それぞれの患者の状況を把握し、患者の目標達成のために自分が行な
　うケアを考え組み立てていく。その際に、「マネジメント」の考え方を
　土台とすることで、一人ひとりの状況を落ち着いて判断し考えること
　ができるのではないかと感じている。
・管理能力はすぐ身につくものではない。しかし小さな目標を見つけ、
　こつこつと達成していけば、いずれは自分のものとなる。焦らず自分
　の身の丈にあったマネジメントを実践していきたい。

❸ 多職種と協働して行うケアをマネジメントする能力の育成

■ 領域別実習での取り組み ■

　3年次の領域別実習では、各領域で退院支援における多職種連携と看護の
役割を理解することを目標の一つにあげて取り組んでいる。
　一例として、老年看護学実習Ⅰでは退院（所）後の生活再構築に向けた継
続ケアにおける多職種協働と看護の役割について理解することを目標に、病
院および老人保健施設において実習を行っている。具体的な到達目標として
次の3つをあげている。

　1 退院（所）後の療養生活をイメージし支援方法を考えることができる
　2 生活の再構築のために必要な多職種との連携の必要性を説明できる
　3 継続ケアや多職種連携における看護師の役割が説明できる。

次に、老人保健施設でのこれらの目標に関する学びを最終レポートから紹介する。

・加齢や病気によって生活していく能力の低下が見られる方に対して、他職種と協働してその人の本来持っている能力を引き出す役割を持っている。また自分で訴えられない場合は、利用者の声の代弁者の役割があることを学んだ。

・看護師には、観察眼が必要で、たとえばいつもと違い疲労の見られる高齢者に対して休息が取れるように早めの対応をするなど、早期発見の役割を担っていた。異常の早期発見は介護職と連携をとり、お互いに情報共有をしていることを学んだ。

・今回は支援方法まで考えることはできなかったが、どのように利用者が退所に向けて支援を受けているか、また、どのような職種が支援を行い、家族や在宅サービスとの調整を行っているかを知ることができた。

・施設での継続判定会議を通して、利用者の生活状況、家族の支援状況、自宅の構造、身体状態などを、専門職がそれぞれの立場から意見交換や情報共有を行うことで、利用者の全体像を共有し、在宅復帰する上での問題点や目指すべき生活像が明らかになることを学んだ。

・申し送りやケアカンファンスでは、利用者がよりよく施設で過ごされるために、各専門職がその専門の視点で意見を交換していた。情報共有を行い、今よりよりよい暮らしを支えるためにマネジメントが重要であると学んだ。

・専門職が集まり、意見交換を行うことで、多くの視点から深く利用者について考え、今後のかかわり方について考えることができる場であることを学んだ。

多職種と連携しカンファレンス等を持つことで、多様な角度から利用者を見ることができ、全体像が深まること、その理解に基づきアウトカムを設定し、ケアをマネジメントすることでその人にとってのより良い生活の再構築ができること等、具体的に協働の効果を体験する機会となっていた。看護の役割としては、医学的知識に裏付けられ観察眼が多職種と連携していくためには求められること、利用者の意思の代弁者としての役割を果たすこと、調

整能力を磨くことが必要であるなどが学びとして挙げられた。

■ 4年次の地域包括支援センター実習での取り組み ■

　4年次の老年看護学実習Ⅱでは、軽度から中程度の認知症をもつ高齢者を施設で受け持ち、ケアの方向性を考える実習と地域包括支援センターでの実習を実施している。実習目的は、次のようである。

実習目的：施設でさまざまな健康上の課題をもち生活している高齢者を総合的に理解し、その人の望む生き方や暮らし方を実現するために必要な包括的継続的ケアの重要性について学ぶ。また、高齢者とその家族のあり方や取り巻くケアシステムの実際を体験することを通して、人権を擁護し多職種や地域の人々と協働していく上で、求められる基本的態度や実践能力について学ぶ。

　マネジメントに関する到達目標は次の2つである。
　　1 高齢者とその家族の生活の質を維持・向上するために、求められる包括的継続的なケアの重要性やケアシステムのあり方について説明できる。
　　2 高齢者とその家族の支援に関わる多職種や地域の人々と協働するにあたり、看護師に求められる能力について説明できる。

　実習に向けての学生のレディネスとして、超高齢社会の著しい進展などの背景と社会保障の現状や法、制度を理解することは、机上で難しく苦手とする学生は多い。しかし、実習を通して、地域包括ケアを支えるインフォーマルサポートの方々との出会いが、特に支える側にまわった後期高齢者が主体的にリーダー役を担っておられる姿に心動かされる体験をしている。そのことでインフォーマルサポートとの連携や住民主体の介護予防活動の育成における看護師の役割の重要性を理解し、介護保険制度改正の意図を具体的に理解することができるようになる。

　また、認知症高齢者をめぐる様々な厳しい状況を目の当たりにし、社会福祉士からも具体的な事例を通してのレクチャーを受けることで、制度や法を詳細に知っていることが多様な課題を解決していくうえで、前提条件となること、専門職の責任として幅広い知識をもち他職種に働きかけ、目の前の人々

3 基礎看護教育におけるマネジメント能力の育成プログラム

へ適用できることが求められていることを学ぶ機会となっている。病院での看護を重ねてきた学生が、価値観や生活史を踏まえた地域での生活の質を改めて問い、その人や家族にとっての生活の質の向上を支援することの広さ深さを考えるきっかけとなっている。さらに、多様な価値に基づく生活の質を保障するためには、包括的継続的にケアをマネジメントする能力を養い磨く必要があることを実感する機会となっている。

　地域包括ケアシステムにおけるフォーマル・インフォーマルサポートとの連携の実態や互助の重要性を知り、その中での看護師の役割や期待を鑑み、学生として2025年、2040年に向けて何を学び続ける必要があるのか、問い続ける姿勢を育むことは重要である。

引用文献

1）日本看護系大学協議会編：看護学士課程教育におけるコアコンピテンシーと卒業時到達目標，日本看護系大学協議会，2018
2）パトリシア　ベナー：ベナー看護論　新訳版　−初心者から達人へ−，p129-130，p23，医学書院，2005

CHAPTER
4

看護ケア遂行における
看護管理者の役割と機能

　前章までは、主に個々の看護師が看護ケアのプロフェッショナルとして成長し、業務を遂行していく上でのマネジメントのあり方を学習した。この章では、組織におけるマネジメントの概念や方法などを概説する。

1 組織のマネジメント
2 物品・薬物の管理
3 医療事故とリスクマネジメント
4 災害・防災管理

1 組織のマネジメント

❶ 組織における原則

組織とは何か

　組織とは飯野によれば、「2人以上の人々の、意識的に調整された諸活動、諸力の体系、すなわち、複数の人間が、ある目的のために協力して活動しようとするとき成立するシステム」[1] である。すなわち、共通の目的を達成するために構成された協働体系であると言える。組織には企業組織や官僚組織、病院組織などがあげられるが、いずれも協働体系であるという基本は変わらない。

　組織においては、目的達成のために各個人の業務を分担し、専門化して業務をうまく調整し、作業効率の向上につなげていくために、コミュニケーションや意思決定の方法が決められている。また、組織はシステムの一つであり、環境の変化に合うように目的を調整しつつ変わっていく存在でもある。

四つの組織原則

　組織はある目的を達成するために複数の人々によって構成されるものであるが、そこには組織構造の原理となる組織原則[2] が存在する。組織のマネジメントのためには、この基本である組織原則が大切になる。

　まず、その組織原則の種類と役割について述べる。

①**職能原則**：組織は業務を分業して能率を向上させることをめざすが、その際には業務を分担し、専門化する必要があるという原則である。

②**階層原則**：これは組織の上下の関係、上位の階層から下位の階層にいたるまでの、権限と責任の委譲の関係を明確に定めておくという原則である。高柳[3] によれば、組織の各階層と職務の特徴は図4-1のようになる。ここには階層原則が働いている。

③**統制限界の原則**：多くの人を、一人で統制するのは限界があるという原則である。一人の人間が統制できるのは、一般的には7〜8人とい

われている。

④ **ライン・スタッフの原則**：これはラインとスタッフの2構造についての原則である。ラインというのは、命令権限と職能の体系が垂直でわかりやすく、また責任が明らかになっている（図4-2）。ラインは、組織の秩序を保持するのが特徴である。政策の実行には利点があるものの、タテ関係が重要視されるので活性化を欠きやすく、組織が大きくなると情報の伝達も遅れるので、環境の変化に対応することが遅れる欠点もある。

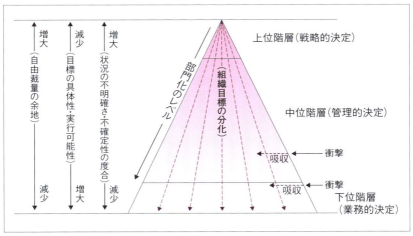

図4-1 組織階層と職務の特徴[3]

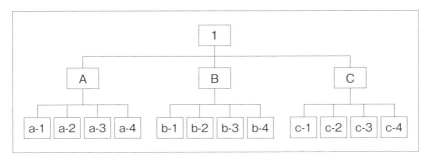

図4-2 組織の階層と職務
1はA、B、Cに責任と権限を与える。また、A、B、Cに命令を与え、AとB、Cは割当てられた仕事に関しては、1に対する責任を負う。Aはa-1～a-4に、Bはb-1～b-4に、Cはc-1～c-4に責任を割当て、責任と権限を与える。このように組織は体系づけられているのである。

❷ 組織のマネジメントの基本

　組織の基本要素は、協働意志、共通目的およびコミュニケーションである
といわれている[4]。これらをマネジメントすることが、組織の目的達成のた
めに重要であると言える。協働意志においては協働のためのマネジメント、
共通目的においては技術のマネジメント、コミュニケーションにおいては情
報伝達システムのマネジメントである。

　組織は多くの人達で共働しているので、共働のマネジメントが必要である。
組織全体の構成や業務分担、責任と権限などの管理と運営を行なうことによっ
て、目的達成のためのスタッフの意欲を引き出し、保持していく。

　また、組織は共通目的を明確にし、成文化しておくことが大切である。そ
してその目的が、たえず達成に向かっているか否かを評価しながら、調整を
行なう必要がある。

　情報のマネジメントは、情報伝達のしくみ、新情報のマネジメントである。
組織におけるコミュニケーションは、情報の収集、伝達、指示、命令、統制、
動機づけといった機能がある。これらの機能は一般に全体に伝わるのが理想
であるが、組織が大きくなると、伝達が困難になりやすい。そこで、個々の
情報がどのようなもので、どこにあるのか、扱い方はどうなるのかなどをマ
ネジメントする必要がある。

　このようにしてマネジメントは、資源（人的・物的・財的）を対象に、計
画、組織化、指揮、統制という機能を展開していくのである。

❸ 組織の分析と評価

　ある組織がよりよく機能しているか否かを評価することは、看護管理者の
大切な役割である。それはまた、組織の刷新に向けて積極的に取り組むこと
につながり、管理者の姿勢として求められることでもある。

組織の分析

　組織の分析は、組織の経営戦略を立てる上で重要なことである。組織の分
析の方法はいくつもあり、事業の一覧を検討し、進めるべき事業あるいは撤
退すべき事業はどれかを決める場合に、これを行なう。

組織の評価

　組織が適切に運営されているのかを検討するために、行なうものである。看護管理者は、目標にあった役割と成果を評価し、組織を維持・改善していくことが求められている。第三者評価として、日本医療機能評価機構による評価[5]もあり、その中で、看護部の組織についての評価は次のようになっている。

> 1）**看護部門の理念・目標が明確である**
> 　①看護部の理念・目標が明確である
> 　②理念に沿った目標が明示されている
> 　③目標管理活動が行なわれている
>
> 2）**看護部門を管理する責任体制が確立している**
> 　①看護部門の体制が確立している
> 　②看護部の運営のための会議や委員会が開催されている
> 　③業務規定が整備されている
> 　④看護業務に専念できるように業務分担と連携が適切に行なわれている
>
> 3）**看護部門個々の職員を活かすような組織が作られ運営されている**
> 　①病院の機能や役割に見合った人員配置をしている
> 　②専門能力を生かした配置をしている
> 　③看護部門の職員への技術的支援を行なっている
> 　④看護部門の職員への精神的支援を行なっている
> 　⑤看護部門の職員の意見が反映されやすい組織づくりがなされている
> 　⑥専門知識を活かして院内外で自主的に活動できるように支援している
>
> 4）**看護部門による必要な教育・研修が実施されている**
> 　①看護部門の職員の能力評価が行なわれている
> 　②評価に基づいた能力開発のプログラムが立てられている
> 　③専門領域についての必要な教育・研修を実施している

4 看護ケア遂行における看護管理者の役割と機能

2 物品・薬物の管理

❶ 環境整備としての施設・設備点検

ナイチンゲールは、病院が果たすべき第一の条件は「患者に害を与えないこと」であると述べている。患者が安全で安楽で安心して治療や看護が受けられる環境作りが、病院における看護職の大きな役割である。

看護職はたえず、看護の視点から病院の施設や設備を点検し、直接的に関係しないようなことであっても、必要に応じて他部門と調整していかなければならない。病院や病棟の構造の中に安全を阻害するような要素が存在することもあるので、日頃から観察注意が必要である。

また、病院には多くの物品・機器や材料類があり、その管理も重要であ

❷ 物品の管理

物品管理の基本

主な資材は、治療に関連するもの、生活に関連するもの、および事務の関連のものに大別できる。

治療に関するものには、人工呼吸器やモニター類、注射器・点滴セットやカテーテルなどの医材料類そのほかさまざまな機器や道具、衛生材料などがある。また、生活に関連するものでは、ベッドや椅子、テーブルや車椅子、歩行器、什器類など、患者の日常生活に必要なものがある。さらにガーグルベース、血圧計、体温計、便尿器類や洗髪車等々、看護ケアに必要なものがある。事務関連のものとしては、パソコン、プリンターなどOA関連機器と材料、その他の事務機器などがある。

これらの物品をいずれも、すぐに安全に利用できるように管理しておくことが、看護管理者の役割である。そのためには、必要な量があるか、使用期限内であるか、破損はないかなどを確かめ、定位置に配置しておかなければならない。「必要な時に必要なものが適切な状態で、必要な数量ある」のが、

物品管理の基本であると言える。

数量と品質の管理

　物品管理には数量の管理と品質管理がある。数量の管理では、その物品の使用頻度と重要度、その関係で物品の要不要が決まってくる（図4-3）。重要度が高く必要頻度が高いものはむろんのこと、重要度は低くても必要頻度が高いものは必要物品として、充分な数量を用意しておかなければいけない。重要度が高く必要頻度が低いものも必要物品で、数量を限定して常備しておく。重要度が低く、使用頻度が低いものは不要物品である。

　品質の管理も重要である。物品の品質がよい状態になっていなければ逆に患者を危険な状態に陥れることもあり得るので、日頃から管理をきちんとしておく。

　このように物品は、消耗品にいたるまで常に無駄（デッドストック）がなく、必要な時に必要なだけの量が最良な状態でいつでもすぐに安全に使える状態で、定められたところに準備されていることが必要である。また、使ったらすぐに補充することも、忘れてはならない。

❸ 薬物管理

　薬物の管理は適切な保管・管理方法を理解し、使用にあたっては間違いのないようにしなければならない。薬物は間違えれば大きな害につながること

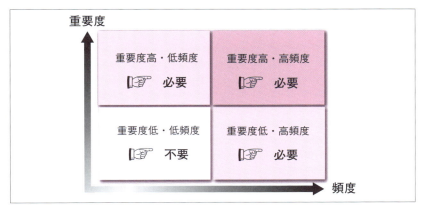

図4-3　必要・不要のマトリクス

を、常に認識しておく必要がある。

　薬物のストックは最小限度にとどめ、適切な保管場所を選択する。また、保管方法も事故防止のために適切に行なう。麻薬・劇薬・毒素・向精神薬などは取り扱いや保管が厳しく規定されているので、管理には特に細心の注意が要求される。

3 医療事故とリスクマネジメント

❶ 医療事故防止システムの必要性

　患者にケアを提供する中で、安全性が問われるのは当然のことである。しかし、医療は人間によって展開される以上、100％の安全はなく、事故やエラーが起こる可能性を持っている。特に、近年は医療が急激に進歩発展し、専門分化、高度化し、複雑になってきたことから、さまざまな医療事故の危険性が増大する傾向にある。

　医療事故を個人の責任とし、個人の努力で防止するには限界があるので、医療機関全体の医療事故防止システムが必要となる。つまり、医療における安全システム構築の観点で捉えて取り組まなければ、安全性を確保できないということである。

　その前に一応、医療事故と医療過誤の違いを明確にしておく。

　医療事故とは、森田によれば「医療に関する場で医療の全過程において発生する人身事故一切を包含することばで過失のない医療事故と過失がある医療事故がある」[6]。ほかに、不可抗力と思われる事故もある。

　また、医療過誤とは、「医療事故のうち過失のある医療事故を指す。医療の全過程において医療従事者が当然払うべき業務上の注意義務を怠り、これによって患者に傷害を及ぼした場合」[7]をいう。

❷ 医療の安全の確保

■ 患者の安全 ■

　ひと言で医療の安全といっても、その対象となる人や状況は異なる。まず患者の安全である。特に看護と関わりのある医療事故として、転倒・転落、患者の誤認、誤薬の三つをあげて、防止策を検討してみる。

4 看護ケア遂行における看護管理者の役割と機能

159

転倒・転落

転倒・転落は日常的に発生

　病院の中は患者の安全を疎外する要因が多くひそんでいる。入院患者の例で見れば、まずは転倒・転落である。患者自身、病状や障害によって身体のバランス感覚が減退しているため、ベッドからトイレに移動する際や、病棟内を歩行している時などに転倒しやすい。特に、高齢者には注意が必要である。転落ではベッドや車椅子からのものが発生頻度が高い。

　このような転倒・転落事故を防止するためには、24時間ベッドサイドにある看護者として、患者の状態を的確に把握すること、病室・病棟内の環境を観察して状況を把握しておくことが必要である。具体的には、患者の心理状況、服薬特に夜間の睡眠剤服用などによる現在の状態を知り、対応しなければならない。

　また、院内では身近なものが原因である転倒が日常的に起こり得る。病室や廊下の床の水こぼれやワックスかけなどによる転倒、廊下での車椅子やストレッチャーなどの用品に接触しての転倒、あるいは患者自身が何かにつまづき、バランスを失い転倒するなどである。浴室、洗面所、トイレなどの転倒事故も多い。

療養環境への目配りが重要

　これらの事故は事前の取り組みによって妨げ得るものもかなりあるので、看護師は、手すり、車椅子やストレッチャーのブレーキの確認、看護用品の定位置の確認をすると共に、床など療養環境に目を配り、さまざまな変化を把握しておく必要がある。

　ナイチンゲールは、床に水がこぼれていたり、建物のどこかの故障が夜間に風によって音を立てるなどの状況にある場合、看護師はよい状態にするよう担当者に連絡し、検討するという調整的な役割があると述べている。これらは看護師の仕事ではないように思えるかも知れないが、患者の生活を整えるという意味において、重要な仕事の一つなのである。

患者の誤認

　誤認とは、広辞苑によると「違うものをそうだと誤って認めること」[8]である。そうであると思い込んでいる場合には、その状況が違っても気づかない事が多く、患者の取り違いなどの重大な事故が起こる可能性がある。

患者の誤認の予防には、患者自身に氏名をフルネームで名乗ってもらって確認する方法がとられるが、患者の状態によっては本人による確認ができないこともある。その場合は、思い込みによる誤認の可能性を意識して、何度も確かめるようにする。

誤薬

誤薬とは、さまざまな要因が働き、間違って与薬することを指す。内容としては、患者の誤認による与薬、回数や与薬時間の間違い、薬の種類、量の間違い等々がある。

誤薬防止の基本は、処方された理由や意図を把握することである。そうすれば、与薬時に意図・理由と患者の状態を併せて判断することで、間違いに気づきやすい。また、処方された薬剤の入っている薬袋の間違いも起こる可能性があることを意識した行動が望まれる。

上記のように事故や傷害を起こさないようにすると同時に、院内感染などで新たな病気に罹患しないように、安全対策を講じることも重要な安全管理である。

■ 医療従事者の安全 ■

医療従事者、特に看護者の安全で注意しなければならないものに、注射針による針刺し事故がある。注射終了後、注射針の抜去後、針をキャップに入れる際や、翼状針の場合など終了時から廃棄までの間の事故が多い。こうした事故防止には看護者個人の注意喚起をはじめ、教育や研修が重要となる。特に新人や配置変え直後などに起きやすいので、安全意識を高める取り組みが大切である。

❸ リスク・マネジメント

医療においては、患者をはじめとして、医療従事者やその他施設（病院）を利用する者など、全ての人の安全が守られなければならない。安全を確保するためには、リスク・マネジメント（riskmanagement危機管理）が必要になる。

「リスク」とは、危険や危機を示すことばである。また、リスク・マネジメントとは広辞苑によれば「企業活動に伴うさまざまな危険を最少限に抑える

管理運営方法」[9]である。すなわち、さまざまな危険や危機を最少限に抑えて、医療の質を確保しようとする組織的な医療事故予防対策をリスク・マネジメントと呼ぶ。

　本来、この管理・運営方法は広辞苑でも示していたように、企業活動で起こる事故など危険に対するもので、事故の速やかな処理や損害を最少限にとどめることを目的としたものである。上泉らはリスク・マネジメントを「危機管理。事故発生を未然に防止することや、発生した事故を速やかに処理することで組織の不利益が生じないように損害を回避、または最少限にするための対策や、その一連の行動システム」[10]と解説している。リスクマネジメントは組織の利益を守り、損害を最少現に抑えるためのものであると言え、組織全体として取り組んでいく必要性がわかる。

■ リスク・マネジメントのプロセス ■

　医療におけるリスク・マネジメントは、事故はいつでも起こる可能性があることを認識し、組織全体として事故を防止し、患者に安全な医療を提供できると同時に、事故発生時には組織の損失を最少現にして、医療の質を確保するものである。

　リスク・マネジメントには、一連のプロセスがある（図4-4）。

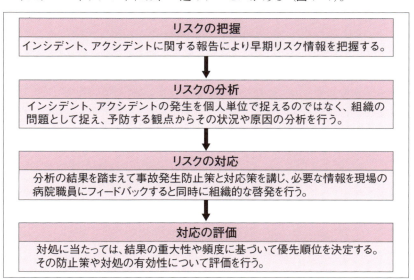

図4-4　リスクマネジメントのプロセス[11]

リスクの把握（情報収集）

　リスクの情報を収集し、リスクの把握に努める段階である。事故事例や「ヒヤリハット」事例などの報告書提出で、インシデントやアクシデントに関する報告を受け、リスクの情報を把握する。

　こうした事例を報告させる時は、全職員に事故防止という目的や、取り扱い方など十分に説明し、理解を得ることが大切である。同時に事故発生時には報告書を提出する必要があるが、事故報告者を罰することをしないこと、得られた情報は守られることなども説明し、理解を得ておく。

　なお、「アクシデントaccident」は事故のことであり、「インシデントincident」も一般に事故と訳されたりするが、アクシデントより小さい「出来事」を意味する。医療関係では、患者に直接傷害はなかったものの、「ヒヤリ」としたり「ハッ」とする経験を指し、一般的に「ヒヤリ・ハット」と呼ばれている。

リスクの分析

　把握したインシデントや、アクシデントに関する情報からリスクの分析を行なう段階である。インシデントやアクシデントを個人の問題として捉えるのではなく、組織全体の問題として捉えた予防対策が必要であり、そうした視点から状況や事故原因を分析する。

　分析にはSHELモデルをはじめいくつかの手法がある。

リスクへの対応

　情報収集し分析した結果から、実際にリスクへの対応策を講じ、全職員にフィードバックし、組織的な啓発を行なう段階である。事故発生の予防策と対応策については、全職員に対策の目的と決定までの過程を知らせ理解を得ること。対応策（実践策）では方法を明示すること。フィードバックでは、正確で迅速に伝える仕組が必要である。これらが機能して、はじめてリスクへの対応が可能になる。

対応の評価

　対処にあたり、結果の重大性や頻度によって優先順位を決めていくと共に、対処や防止策が有効であったか否かを評価していく段階でもある。そのためには、対策が充分に機能しているか否かを監視する仕組みが必要となる。具

4　看護ケア遂行における看護管理者の役割と機能

163

体的には、リスク・マネジャーや医療安全委員会委員などが現場の状況の情報を直接見聞きし、対策を評価していく。機能していない場合は、その原因を分析し、より実行可能で具体的な対策になるようにフィードバックしていく必要がある。

　このように医療における事故発生を未然に防止したり、事故発生時にはリスクを把握、分析し、対策を立て、実行に移すという速やかな行動を起こし、その結果を評価し、フィードバックするというプロセスを通して、損害を最少限にとどめることが可能になる。

■ 事故防止（リスクの回避）■

　事故を未然に防止するためには、個人および組織としての取り組みが求められる。

個人としての取り組み

　「人は事故を起こし得るもの」であるという認識に立ち、自分も事故を起こす危険性を含んでいることを自覚して、チェック・確認を忘れず行動することである。また、インシデントが起きた場合には、個人を責めるのではなく、全体で共有し、過ちを繰り返さないための学習資料として、インシデント・レポートを活用することが望まれる。

　看護師は専門職業人として日頃から知識・技術の向上に努めると共に、一人ひとりがリスクに対する認識を高めていくこと、また、不幸にして起きてしまったリスクから学び合うという姿勢や取り組みが必要なのである。

　医療事故を防止するための鍵を、**表4−1**に示しておく。

表4−1　医療事故を防ぐ7つの鍵[12)]

確認	▶ しっかり確認していますか？　「指差し声出し誤認事故を防ぐ」
思い込み	▶ 思い込みで行動していませんか？　「行動を一寸見つめて再確認」
問いかけ	▶ 問いかけましたか？　「問いかけて間違いないと再確認」
注意力	▶ 注意力を十分発揮していますか？　「割り込み後戻る業務に落とし穴」
手順ふみ	▶ やるべきことを飛ばしていませんか？　「必要なことはきっちり手順ふみ」
疑問を	▶ 自分の行なったことは確実でしたか？　「行動に疑問を持って自己点検」
報告	▶ 起こったことはすぐに報告しましたか？　「報告は事故拡大の予防策」

組織としての取り組み

　前述のように、医療の現場である病院は高度化、専門分化する一方である。また、外来では多くの患者が出入りし、病棟ではさまざまな健康レベルにある多くの人々が生活している。その他の不特定多数の人々が出入りする場所でもある。油断すれば、何が起きても不思議ではない。

　従って、事故を未然に防止するための安全管理体制組織（図4-5）の構築が必要である。また、インシデント、アクシデントともに報告体制の構築や事例からともに学び合う教育の場作りも必要となると思われる。

　危機管理の責任者として、危機管理のためのシステム作りや管理・実効を担当し、その任に当たるリスク・マネジャーも不可欠である。事故発生の報告を受けたら、リスク・マネジャーは、まず現場に出向いて状況を確認し、必要にあわせた対応をしていく。

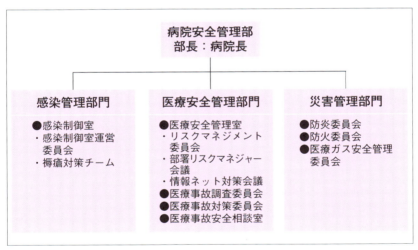

図4-5　安全管理体制組織[13]

4 災害・防災管理

❶ 災害の定義と分類

わが国における災害・防災管理

　災害とは、人と環境との生態学的な関係の広範な破壊の結果、「被災地域の対応能力をはるかに超えた生態系の破壊が起きること」と定義される[19]。そこに人が存在していなければ台風も地震も単なる自然現象に過ぎず、災害をもたらすものは自然現象の物理的な大きさと被災者・被災地域の持つ対処能力の相対的関係に依存する。

　わが国は気象的、地形・地質的特徴から台風、豪雨、豪雪、地震、火山噴火など自然災害が発生しやすく、記録に残る災害史を持つが、1995年、期せずして同年に起こった自然災害＝阪神・淡路大震災と、人為的災害＝地下鉄サリン事件を契機に災害医学、災害看護の実践と学問的知の集積が重要視されるようになった。

災害の分類

　災害は、自然災害と人為災害に大別される（**図4-6**、**4-7**）。自然災害は広域に及びやすく人為災害は局地的にとどまることが多いが、自然災害が二次的に何らかの人為災害を発生させることが多い。

❷ 災害医学・災害看護の定義と災害看護実践の特徴

災害医学・災害看護の定義

　ＷＨＯ救急救援専門委員会は、災害医学を次のように定義している。

　「災害によって生じる健康問題の予防と迅速な救援・復興を目的として行なわれる応用科学で、小児科、疫学、感染症学、栄養、公衆衛生、救急外科、社会医学、地域保健、国際保健などの様々な分野や総合的な災害管理に関わる分野が包括される医学分野である」

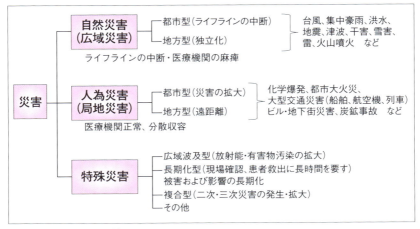

図4-6　災害の分類[20]
注）都市型、地方型の差異：人口密度、医療施設数、距離、通信、交通の便、救急搬送体制など

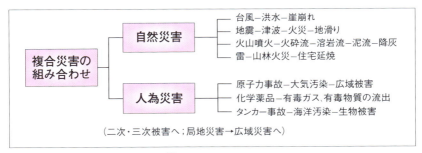

図4-7　複合災害の組み合わせ[21]

　日本看護協会による災害看護の定義は、「災害時に私たち看護に携わる者が、知識や技術を駆使し、他の専門分野の人々との協力の下に、生命や健康生活への被害を少なくするための活動を展開すること」となっている。

　また、1998年に設立された日本災害看護学会は、災害看護とは「災害に関する看護独自の知識や技術を体系的にかつ柔軟に用いるとともに、他の専門分野と協力して、災害の及ぼす生命や健康生活への被害を極力少なくするための活動を展開すること」と定義し、今後の課題として次の5点をあげている。

1. 災害看護に関する知識体系を確立する。
2. 災害看護に関する活動体制および方法を開発する。
3. 災害看護学としての教育プログラム体系を確立する。

4 災害看護に関する国際的研究ネットワークを開発する。
5 その他災害に関わる諸処の課題に取り組む。

災害看護の考え方

このように、災害医学、災害看護は単なる緊急救援医療活動に関する学問ではなく、災害予防、災害準備、緊急対応、救援、復興といった災害サイクルのあらゆる局面における社会活動に資する知識基盤を提供するものであり、それは学際的研究に支えられて成立するものであるといえる。災害看護の実践については、「災害時に私たち看護に携わる者が、知識や技術を駆使し、他の専門分野の人々との協力の下に、生命や健康生活への被害を少なくするための活動を展開すること」と考えればよい。

なお、看護管理上の課題は、自組織が被災施設であった場合と、後方支援の役割を行なう場合とで異なってくる。

❸ 災害サイクルと災害急性期におけるトリアージ

災害サイクルとは災害が発生してからの時間的経過のことであり、①急性期、②亜急性期、③慢性期・復旧復興期、④静穏期（災害予防）、⑤前兆期（災害準備）、に分けられる[22]。

災害サイクルに応じて、発生する問題事象・人々のニーズが異なるために、医療・看護に要請される支援も多岐にわたる（**図4-8**）ことになる。ここでは災害・防災管理の基礎知識を学ぶために、災害急性期における病院救急初療に焦点を絞って、時期の特質と必要な看護をみていくことにする。

■ 災害急性期の定義と必要な看護 ■

災害が発生した直後から1週間を指して、災害急性期と呼ぶ。大災害の場合、12時間以内に救助を行ない[24]、24時間以内に緊急治療を開始すること[25]で、より多くの人命救助が期待できる。

通常の救急医療では設備の整った環境の中で、医療スタッフによって重症度・緊急度に応じて優先度を判断された個人を対象に診察・治療・看護ケアが提供されるのに対し、災害医療の場合は、傷病者の集団あるいは被災地域全体が対象となること、救助に対応するのは医療スタッフのみならずレスキュー隊、自衛隊、ボランティアなど広範な職種にわたる協働によることが

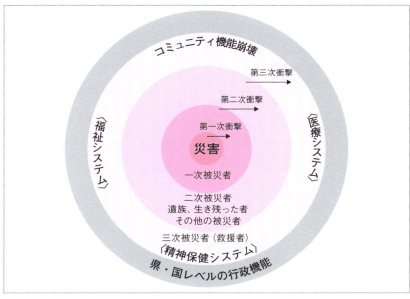

図4-8 災害の構造[23]

特徴としてあげられる。また、看護師の働き方については、病院で救護活動に当たる場合と、被災地へ医療チームの一員として派遣される場合がある。

■ 災害時の救急初療におけるトリアージ ■

　トリアージの語源は、フランス語の「trier：選り分ける」という意味で、羊毛や豆の品質を見極め等級化することを指したが、その後、戦場で戦傷者を選別することを目的とする軍事用語として使われるようになった。戦場のトリアージは、「最小限の元手で最大限の効果」を狙ったもので、兵士を速やかに前線に帰すために、最も治療可能な負傷者の治療を優先させることを目的としている。第一次世界大戦においてフランス軍で使われ、その効果と効率が実証された。

　その後、災害医療の分野で使われるようになり、欧米では1960年代以降、救急医療の需要が供給を超えた時から、救急医療の基準の一つとして用いられるようになった。救急受診患者が増えて待ち時間が長くなると、有効な医療・看護の提供が難しくなるので、直ちに医療処置をすべき人と、待つことができる人を識別する必要が出てくる。その方法として、トリアージが発展

してきたのである。従って、平時の救急医療のトリアージは、戦場や災害時のトリアージとは目的と機能の面で異なるといえる。

　災害時は多数の傷病者の同時受け入れが予想され、災害医療のスタートであるトリアージは特に重要である。通常の救急初療トリアージの知識・技術を超える状況が予測されるため、平時からあらゆる災害を想定した勉強会やシミュレーションを行なうことが大切である。

■ トリアージ・エリアの設営 ■

　災害発生時は、通常の救急外来トリアージ・エリアでは対応不可能な数の傷病者が搬送されると思われる。そのため平時から災害時のトリアージ・エリア設営について策定し、シミュレーションしておき、全職員がトリアージ・エリア設営および運用の取り決めを共有することが重要である。

　トリアージ・エリアの設営と運用の取り決めについては、トリアージ・エリアの入り口は一つにすること、出口は歩行可と歩行不可の二つに分けること、エリア入り口には数名のトリアージ・スタッフを配置し、より重症な患者の発見と誘導にあたること、トリアージ・エリアから院内への患者の誘導はトリアージの色別に導線を分けること[26]など、施設ごとに現実的で具体的なマニュアルを策定しておくことが望ましい。

■ トリアージの方法 ■

　災害時に病院に運ばれる傷病者は、災害現場や救護所でのトリアージを受けて救急車で搬送される重体患者から、自己判断で来院した比較的軽症の傷病者まで多岐にわたる。病院は、自院の医療キャパシティを考慮し、多数の傷病者の重症度と緊急度を判断し、どの人から治療すべきかを決定しなければ

ばならない。従って、災害時のトリアージは傷病者の数と医療資源のキャパシティによって判断は変化してくる。多数の傷病者を迅速にトリアージする方法として、START（simpletriageandrapidtreatment）法が提唱されている。

　トリアージの道具としては、トリアージ・タッグが用いられる。タッグをつけることでその傷病者の重症度・緊急度が一目で判別できる。タッグには通し番号が付いていて、傷病者の氏名、性別、住所、電話番号、トリアージの実施者のサイン、簡単な所見を記入する。名前が不明な時は、氏名不詳、推定年齢、収容場所などを具体的に記入しておく。

　トリアージの区分は、タッグによって緑、黄、赤、黒で色分けされる。

- **緑（治療保留群）**……自分で歩ける軽症の傷病者
- **黄（準緊急群）**………治療までに時間の余裕があると考えられる傷病者
- **赤（緊急治療群）**……生命の危険が迫っている重症者でしかも治療によって回復の見込みのある者
- **黒（死亡群）**…………既に死亡している者あるいは生存の可能性がほとんどない重症者

　タッグをつける部位は原則として右手関節、外傷などでつけられない場合は左手関節、足関節、頸部の順になっている[27]。

❹ 災害急性期にみられる病態と感染対策

■ 災害急性期にみられる健康被害の特徴 ■

　災害の種類、被災時の状況によって、健康被害の程度は異なる。日本災害看護学会による調査[28]によると、災害急性期に多いのは外傷による死亡である。外傷が最も多いのは地震で、死亡に至らずとも圧迫・内臓破裂・気胸・血胸・失血などの重度の外傷から、打撲・骨折・切創などの軽度の外傷も含めて多発する。台風・風水害においても、外傷は時々発生する。

　下痢などの消化器系感染症は、台風・風水害で頻繁に発生する。パニックや不安は地震、大事故で頻発する。また、治療の中断による慢性疾患の急性増悪は、地震、風水害など復旧に時間を要する災害時に頻発する。

　他に、地震でクラッシュシンドローム、噴火や火災事故では火傷・熱傷・気道熱傷、季節によっては地震や大事故で熱中症・脱水が発生する。また、災害の種類を超えて時々発生するものとして、緊急の出産・流産・早産があげられる。

　近年頻発するテロリズムについては、NBCへの対応が指摘[29]されている。NBCとは、次の3種類のものを示す。

N（Nuclear）：核兵器などの放射線物質
B（Biological）：炭疽菌、天然痘などの細菌・ウィルス
C（Chemical）：サリンなどの化学性物質

NBCによる災害においては、大量被災者の発生が想定される。対応には特別な知識が必要とされ、また通常の災害対応に加えて、ゾーニング、防護、除染が必要となる。

■ 感染予防の必要性 ■

災害時でない平時の救急医療においても、対象は非常に幅広い。疾病も外傷もあって、軽症から重症までを含み、性別を問わず、全年齢層に及ぶ。感染症を有しているかどうかわからない患者、原因が同定されていない感染症患者も多いこと、多くの場合、十分な情報が得られず時間的余裕のない中での診断と応急処置が行なわれることから、救急初療と感染予防は切っても切れない関係にあると言ってよい。

加えて災害急性期にあっては、災害の種類に対応した疾病構造を把握した上で、感染防御が求められ、二次感染の拡大を防ぐ必要がある。

■ 災害急性期初療における感染対策 ■

災害発生時に搬送される傷病者は、その病態の特徴から通常の場合より微生物汚染を受けている可能性が高いことや、遺体の搬入、トリアージ・エリアを占める傷病者の数の多さを考えると、感染対策はきわめて重要である。ただし、被災傷病者を受け入れる病院も被災していることが予想され、ライフライン機能の状態、医療資源の備蓄の状態によって感染対策のレベルは影響を受けざるを得ない。

すべての患者の体液・排泄物は感染の可能性のあるものとして取り扱うユニバーサル・プレコーション（UniversalPrecautions普遍的予防措置）の考え方を適応し、手袋、プラスチックエプロン、マスク、ゴーグルを適性に用いることが望ましい。とは言え、災害急性期で多人数の傷病者が殺到する現場では原理原則の実践に困難をきたすことも予測される。備蓄医療用機材に感染防止関連の機材を加えておくことが重要であり、ライフラインが遮断された状況での感染対策のあり方をシミュレーションしておくことも望まれる。

■ 災害急性期看護における課題 ■

集団災害に対する病院の体制に関する調査結果[30]) によると、調査対象となった施設では、8割近くが自院での災害発生時のマニュアルを完備していた。その半面、地域住民との合同防災訓練の実施率が低いことや、非常用食

料品・医薬品・電力エネルギーの備蓄が不十分であったという。

　いつ起きるかもしれない災害に対しては、災害が起きた時の被害を想定した防災対策が重要である。阪神・淡路大震災以後、広域災害・救急医療情報システム、広域搬送システムの構築、災害拠点病院の整備、対策マニュアルの策定、大規模な研修や訓練などハード面の災害対策は着実に整備されつつある。しかし、個人レベルの災害認識はそれほど高いものではなく[31]、看護師の災害看護への取り組みは低い[32]という報告もある。

　看護師は病院組織のなかで最も多数を占める職種であり、24時間継続してケアにあたるというのがその機能の特徴である。従って、突発的に災害が発生し病院が被災した場合においても、被災者を受け入れる場面にあっても、看護師が前線の当事者になる。被災傷病者のみならず看護師自身の安全と仕事を守るためにも、平時から病院の防災対策に積極的に取り組み、準備を整えておくべきである。

引用文献

1）飯野春樹編：バーナード経営者の役割、p48、有斐閣、1979
2）高柳暁ほか編：経営学、p49、有斐閣、1991
3）高柳暁ほか編：経営学、p49、有斐閣、1991
4）前掲書1）、p56
5）日本医療機能評価機構、http://jcqhe.or.jp/
6）森田孝子：看護管理、メディカ出版、2006、p85
7）前掲書5）、p86
8）新村出版編：広辞苑、第5版、岩波書店、1998、p1041
9）前掲書7）p2944
10）上泉和子他：看護管理、医学書院、2008、p251
11）前掲書5）p86
12）前掲書5）p87
13）中西勝子編：看護サービスの管理、第2版、医学書院、2002
14）橋本万里子：看護におけるリスクマネジメント、看護マネジメント論、日本看護協会出版会、2004
15）T・M・マーレリィ、細野容子・城ケ端初子他訳：看護管理の基本、医学書院、2004
16）上泉和子他：看護管理、医学書院、2008
17）N・W・ハースト、花井庄輔訳：リスクマネジメント、丸善株式会社、2000
18）武井勲：リスク・マネジメントと危機管理、中央経済者、1998

19) 鵜飼　卓他編：事例から学ぶ災害医療１、南江堂、1995
20) 太田保之著：災害ストレスと心のケア―雲仙・普賢岳噴火災害を起点に、ｐ２、医歯薬出版株式会社、1996
21) 前掲書19) ｐ３
22) 太田保之著：災害ストレスと心のケア―雲仙・普賢岳噴火災害を起点に、p16、医歯薬出版株式会社、1996
23) 山本保博：災害概論、emergencynursing1996春季増刊９、メディカ出版、1997
24) 和藤幸弘：1992年トルコ共和国エルジンジャン地震におけるStructuredInterview Study、災害医学43（９）、661-665、1995
25) NojiEK:The1988EarthquakeinSovietArmenia、ACaseStudy.AnnEmergMed、19、891-897、1990
26) 鈴木樹里：一地方出の災害体制―会津中央病院災害対応マニュアル再構築の取り組み―、EMERGENCYCARE、18（８）、39-52、2005
27) 山本保博：集団災害時における一般医の役割、Mass-gatheringmedicine、19、へるす出版、2002
28) 松下聖子：災害の種類別疾病構造―その時必要とされる看護は何か―、インターナショナルナーシングレビュー、28（３）、39-44、2005
29) 前掲書25）、28-33、2002
30) 森脇　寛他：集団災害に対する病院の対応について―（財）日本医療機能評価機構の調査結果から、日本集団災害医学界誌、８（３）、229-237、2004
31) 西川あゆみ他：病院看護婦への質問紙調査からみた災害看護に関する課題、日本災害看護学会誌、２（１）、34-44、2000
32) 高知県災害看護支援ネットワーク検討会：A県における災害看護への取り組みに関する検討、日本災害看護学会誌、４（３）、22-32、2002

参考文献
33) 高橋有二：災害処理の原則と防災計画、救急医、12、1745-1752、1991
34) 山本保博・鵜飼卓監修：トリアージ―その意義と実際、荘道社、1999

終わりに

　本書では、看護マネジメントの全体像と概念について学びました。すなわち、マネジメントの概念や看護者に求められる資質やマネジメント能力などの基礎的な学びをした後、マネジメント能力を高める人材育成を例示し、さらに看護ケア遂行における看護管理者の役割・機能といった構成で述べてまいりました。

　このようなマネジメントの基礎的な学びを終えた段階で重要なことは、その学びを実践に生かすということです。看護は「実践の科学」であり、知識を身に着けても、実践されなければ意味がありません。看護マネジメントも同様に、実践に移して初めて成果が期待されるものです。

　ましてや、看護マネジメントには、内容の異なるケアのマネジメント、組織のマネジメント、およびセルフ・マネジメントがあり、看護師は、これらについて臨床経験年数に見合う実践ができることが求められます。従って、看護師には新卒時からマネジメント力が必要なのです。また、一年一年臨床経験を重ねている看護師も、その経験に応じた看護マネジメントの実践が必要なので、本書を参考にしながら、あらためて看護におけるマネジメントとは何であったかを問い直す機会を持ち、ますますマネジメントの力を付けて、より効果的なマネジメントを実践されるよう願っております。

　さあ、ご一緒に看護マネジメントを学び、よりよい実践を目指しませんか。

　最後に、本書の出版にあたり、サイオ出版の中村雅彦氏に大変お世話になりました。心よりお礼申し上げます。

2019年夏

城ヶ端初子

索 引

欧文

ANA ……………………………………… 119
ICN ………………………………………… 38
ILO ………………………………………… 84
ITEM ……………………………………… 52
MVP ……………………………………… 106
M字型カーブ ……………………………… 84
NANDA …………………………………… 40
NBC ……………………………………… 171
OrganizationalCompetency …………… 39
PDCAサイクル ……………………… 10, 102
PDSサイクル ……………………………… 10
PM理論 …………………………………… 31
SL理論 …………………………………… 32
START法 ………………………………… 170
SWOT分析 ……………………………… 103
trans-disciplinary ……………………… 51
ＷＨＯ救急救援専門委員会 …………… 166
Ｘ ── Ｙ理論 …………………………… 35

あ行

アウトカム ………………………………… 39
　　── の達成に向けて ………………… 54
　　── を設定 …………………………… 45
　　── を予測 …………………………… 41
アクシデント …………………………… 162
アルファロ …………………………… 55, 57
安全管理 …………………………………… 13
安全管理体制組織の構築 ……………… 165
医学の声と生活世界の声 ………………… 51
育児・介護休業法 ………………………… 84
医師－患者の相互作用 …………………… 51
意思決定過程を共有 ……………………… 51
意思決定に影響を及ぼす要因 …………… 44
意思決定を共有するプロセス …………… 45
医療・看護情報システム ………………… 90
医療安全委員会 ………………………… 164

医療サービスにおける危険回避 ……… 100
医療サービスの特殊性 …………………… 98
医療事故と医療過誤 …………………… 159
医療従事者の安全 ……………………… 161
医療情報のIT化 ………………………… 91
医療における安全システム構築 ……… 159
医療の不確実性 …………………………… 43
医療の普遍的価値 ……………………… 103
インシデント …………………………… 162
インシデント・レポート ……………… 164
院内感染 …………………………………… 13
インフォームド・コンセント ……… 15, 51
　　── の前提条件 ……………………… 15
うつ自己診断テスト ……………………… 87
エリクソンのライフサイクル論 ……… 113
オーダリング・システム ………………… 92
思い込みによる誤認 …………………… 161

か行

階層原則 ………………………………… 152
拡散的思考と収束的思考 ………………… 41
拡散的な思考の積み重ね ………………… 43
家族的責任を有する男女労働者の機会均等
　および平等待遇に関する条約 ………… 84
課題行動 …………………………………… 33
加入儀礼 …………………………………… 75
環境整備 ………………………………… 156
関係行動 …………………………………… 33
頑健さ ……………………………………… 80
看護管理 …………………………………… 8
看護管理支援システム …………………… 95
看護管理者 ………………………………… 20
　　── の業務と基準 …………………… 21
　　── の職務 …………………………… 91
　　── の役割 …………………………… 22
　　── の役割 ………………………… 154
看護管理の３つの内容 …………………… 8
看護記録の目的および意義 ……………… 46

看護ケアに必要な情報のながれ ················· 90
看護サービスの特殊性 ························· 101
看護サービスの標準化 ·························· 89
看護支援システム ····························· 94
看護師個々人のキャリア・ニーズ ··········· 120
看護者の倫理綱領 ····························· 57
看護診断 ····································· 42
看護の統合と実践 ···························· 136
看護部長が副院長を兼任 ······················ 21
看護部門の組織 ······························· 18
看護要員配置の構想 ·························· 96
患者 ── 看護者関係 ························· 25
患者の安全 ·································· 159
患者の権利宣言案 ···························· 14
　　── の尊重 ······························· 13
患者の誤認 ·································· 160
患者の主観的な思い ·························· 40
患者の選択権と拒否権 ························ 16
感染予防体策 ································· 13
管理過程論 ·································· 102
管理のプロセス ······························ 23
基礎看護教育 ································ 136
ギボンズ ····································· 43
キャスリン ··································· 39
キャノンの緊急反応説 ························ 61
キャリア ·································· 109
　　── アンカー ·························· 115
　　── サイクル・モデル ················· 112
　　── ステージ理論 ····················· 111
　　── ディベロップメント ··············· 110
　　── デザイン ························· 117
　　── 開発プログラム ··················· 118
　　── の定義 ··························· 110
　　── 発達 ····························· 110
共通目的 ·································· 154
協働意志 ·································· 154
協働するスキル ······························ 48
協働体系 ···································· 18
業務の区別 ·································· 58

クラッシュシンドローム ····················· 171
クリティカル・シンキング ···················· 57
クリニカル・パス ····························· 58
クリニカル・ラダー ························· 120
ケア・ケアリング ····························· 25
ケアの具体的方向性 ·························· 41
ケアのマネジメント ··························· 11
ケアを実施する時の時間管理 ················· 23
ケアを組織化し実践する能力 ················· 38
ケアを組織化しマネジメントする能力 ···· 142
経営理念 ·································· 102
健康のマネジメント ·························· 24
コアコンピテンシー ························· 136
高ストレイン・ジョブ ························ 72
行動計画表 ·································· 54
効率的なケア ································· 39
誤嚥や誤飲 ·································· 13
ゴードン ···································· 41
誤薬 ······································ 161
個人 ── 環境適合理論 ······················ 70
コミュニケーション・ルート ················· 19

さ行

災害医学・災害看護 ························· 166
災害急性期 ·································· 168
　　── にみられる病態と感染対策 ········· 171
　　── 初療 ····························· 172
災害サイクル ································ 168
災害発生時のマニュアル ···················· 172
支援的な環境づくり ·························· 46
資源（人的・物的・財的資源）··············· 23
自己効力感を高めるアプローチ ··············· 58
支持機能 ···································· 19
自然災害と人為災害 ························· 166
自分自身を正当に評価する能力 ··············· 57
社会的再適応評定尺度 ························ 64
重症患者モニタリング ························ 95
就職活動におけるセルフ・マネジメント

索引

177

索　引

……………………………………………… 77
集団機能概念 ……………………………… 31
受動的ジョブ ……………………………… 72
需要と供給 ………………………………… 100
状況の主要点をつかむ感性 ……………… 38
情動的興奮状態 …………………………… 61
情報の非対称性 ………………………… 50, 98
初期キャリア ……………………………… 112
職業性ストレスに対するアプローチ ……… 68
職業的ストレスと組織ストレス ………… 67
職種間の葛藤 ……………………………… 53
職能原則 …………………………………… 152
職場のリアリティ ………………………… 77
女性の就業継続 …………………………… 84
女性の職業キャリア ……………………… 84
心理的ストレスのプロセス ……………… 64
診療支援システム ………………………… 92
数量と品質の管理 ………………………… 157
スケジュール管理 ………………………… 23
ストレス …………………………………… 60
　　　── とストレイン ………………… 60
　　　── マネジメント …………… 24, 60
ストレッサー ……………………………… 60
スループットの 4 段階 …………………… 17
生活の視点に立ったアプローチ ………… 51
成長サイクル ……………………………… 58
静的情報 …………………………………… 91
性的役割分担意識 ………………………… 85
整理能力 …………………………………… 39
セリエの汎適応症候群 …………………… 62
セルフケア能力や意欲を引き出すような
　関わり …………………………………… 40
全人的視点 ………………………………… 47
全般経営層 ………………………………… 21
専門職管理のジレンマ …………………… 118
早期体験実習 ……………………………… 139
早期離職 …………………………………… 136
ソーシャル・サポート …………………… 70
組織化 ……………………………………… 18

組織帰属意識 ……………………………… 118
組織原則 …………………………………… 152
組織コミットメント ……………………… 106
組織内キャリア発達 ……………………… 115
組織の 3 次元モデル ……………………… 114
組織の基本要素 …………………………… 154
組織の経営戦略 …………………………… 154
組織の分析と評価 ………………………… 154
組織のマネジメント ……………………… 11
組織を変革する能力 ……………………… 46

た行

対処（コーピング）と防衛（ディフェンス）
　…………………………………………… 71
対人関係の能力 …………………………… 45
タイム・マネジメント …………………… 23
多重課題への対処 ………………………… 55
多職種協働 ………………………………… 139
　　　── の範囲とレベル ……………… 49
他職種との協働 …………………………… 12
多職種の連携 ……………………………… 139
多様なケア環境 …………………………… 137
短期計画 …………………………………… 104
地域包括ケア ……………………………… 137
地域包括ケア支援センター ……………… 149
チームの効果 ……………………………… 52
チームの成長 ……………………………… 52
チームの目標 ……………………………… 49
チームワークとコラボレーション ……… 48
長期計画 …………………………………… 104
超高齢社会の著しい進展 ………………… 149
超文化的な理論 …………………………… 27
低ストレイン・ジョブ …………………… 72
デッド・ストック ……………………… 94, 157
転倒・転落 ………………………………… 160
同一化 ……………………………………… 29
統制限界の原則 …………………………… 152
動的情報 …………………………………… 91

道徳的理念 …………………………… 28
トップ・ダウン型の管理 ……………… 21
トップ・マネジメント ………………… 20
トラベルビー …………………………… 141
トランス・パーソナルなケアリング ……… 28
トリアージ ……………………………… 168
　　── エリア ……………………… 170
　　── タッグ ……………………… 170
努力 ── 報酬不均衡理論 ……………… 73

な行

ナイチンゲール ………………… 25, 156
内的報酬 ……………………………… 106
内部環境分析と外部環境分析 ………… 103
ナラティブの研究 ……………………… 43
2025年2040年 ………………………… 150
日常いらだち尺度 ……………………… 65
日常的なストレス状態 ………………… 64
日本看護系大学協議会 ………………… 136
日本災害看護学会 ……………………… 167
日本医療機能評価機構 ………………… 155
入院・治療への同意 …………………… 89
ニュートラル・ゾーン ………………… 117
人間関係論 ……………………………… 29
認知症高齢者 …………………………… 149
認知的評価の違い ……………………… 63
能動的ジョブ …………………………… 72

は行

ハーシィ ………………………………… 32
バーン・アウト ………………… 24, 78
　　── 研究 ………………………… 79
　　── の個人差要因 ……………… 79
　　── の症状 ……………………… 81
　　── の組織要因 ………………… 79
　　── の評価 ……………………… 82
　　── への対処 …………………… 82

パターナリズム ………………………… 14
必要・不要のマトリクス ……………… 157
ヒヤリハット …………………………… 163
ヒューマン・ケアリング理論 ………… 28
ヒューマン・サービス産業 …………… 79
　　── の構造的問題 ……………… 79
病院組織 ………………………………… 18
病院理念 ………………………………… 106
標準看護計画 …………………………… 94
部下のレディネス ……………………… 34
複合災害 ………………………………… 167
福利厚生的支援 ………………………… 86
プリセプター・シップ ………………… 75
　　── と組織の課題 ……………… 75
ブリッジズ・モデル …………………… 117
フローとストックの一元管理 ………… 94
文化的ケア ……………………………… 27
ベナー ………………………… 38, 55, 140
ペプロウ ……………………………… 29, 141
報告・連絡・相談 ……………………… 58
ホームズとラへ ………………………… 64
保健医療福祉チーム …………………… 137
保健師助産師看護師法 ………………… 92
ボディメカニクス ……………………… 85
ボトム・アップ型の管理 ……………… 21

ま行

マクレガー ……………………………… 35
マスラック・バーンアウト尺度 ……… 82
マチュリティ …………………………… 32
マネジメント教育 ……………………… 136
マネジメント能力の育成 ……………… 138
マネジメントのサイクル ……………… 10
マネジメントのプロセス ……………… 9
マルチタスキング ……………………… 55
慢性ストレッサーと急性ストレッサー … 64
ミシュラー ……………………………… 51
ミスの発生予防 ………………………… 13

索引

索　引

ミドル・マネジメント ……………………… 20
メイヤロフ …………………………………… 25
メンター …………………………………… 121
メンタリング概念 ………………………… 121
目標指向型で集まった関係 ……………… 48

や行

役割の社会人化 …………………………… 76
ユニバーサル・プレコーション ………… 172
要求 ── コントロールモデル …………… 73

ら行

ライフ・プロセス ………………………… 40
ライフイベント …………………………… 84
ライフコース ……………………………… 84
ライン・スタッフの原則 ………………… 153
ラザラスの認知論 ………………………… 63
ラザルスとフォルクマン ………………… 60
リアリティ・ショック ……………… 75, 136
　　── を予防 …………………………… 77
リーダー行動 ……………………………… 123
リーダーシップ …………………… 18, 123
　　── 研究の流れ ……………………… 124
　　── 研修 ……………………………… 125
　　── の２次元モデル ………………… 125
　　── のコンティンジェンシー理論 … 127
　　── の定義 …………………………… 123
　　── の類型 …………………………… 125
リーダーの特性 …………………………… 124
リスク・マネジメントのプロセス ……… 162
リスク・マネジャー ……………………… 164
リスクの回避 ……………………………… 164
リスボン宣言 ……………………………… 13
療養環境 …………………………………… 160
臨床推理・判断過程 ……………………… 40
臨床推理・判断能力 ……………………… 38
臨地実習指導者 …………………………… 144

レイニンガー ……………………………… 27
老人保健施設 ……………………………… 147
労働集約型産業 …………………………… 101
ロワー・マエネジメント ………………… 20

わ行

ワーク・ストレス ………………………… 67
　　── と心の病 ………………………… 86
　　── の因果関係モデル ……………… 68
　　── の調整要因モデル ……………… 69
ワーク・ライフ・バランス …………… 84, 96
ワークシートを作成 ……………………… 55
ワトソン …………………………………… 27

図一覧

Chapter 1

1-1　マネジメント・プロセス …………… 9
1-2　マネジメントのサイクル ………… 10
1-3　組織のマネジメントのプロセス … 17
1-4　病院組織 ……………………………… 19
1-5　看護部門の組織 …………………… 19
1-6　マネジメントの階層と組織 ……… 20
1-7　リーダーシップPM分類 ………… 32
1-8　SL理論 ……………………………… 33
1-9　状況対応リーダーシップ・モデル
　　　…………………………………… 34

Chapter 2

2-1　看護独自の視点からのアセスメント
　　　…………………………………… 41
2-2　看護師の臨床推理・判断過程 ……… 42
2-3　看護師の意思決定に影響を及ぼす要因
　　　…………………………………… 44
2-4　情動と腸の動き …………………… 61
2-5　一般適応症候群の段階 …………… 63
2-6　心理的ストレスのプロセス ……… 64
2-7　因果関係モデル …………………… 69
2-8　調整要因モデル …………………… 70
2-9　個人－環境適合理論 ……………… 71
2-10　要求－コントロールモデル ……… 73
2-11　努力－報酬不均衡理論 …………… 73
2-12　Ｍ字型カーブ ……………………… 85
2-13　需要と供給 ………………………… 100
2-14　戦略的経営の枠組み（モデル）… 102
2-15　内部環境分析と外部環境分析 …… 103
2-16　目標設定と計画策定の関係 ……… 105
2-17　キャリアステージ比較 …………… 113
2-18　組織の3次元モデル ……………… 114
2-19　ブリッジズ・モデル ……………… 118
2-20　クリニカル・ラダーに基づく継続教
　　　育のプログラム1例 …………… 120
2-21　リーダー行動の分類 ……………… 124

Chapter 4

4-1　組織階層と職務の特徴 …………… 153
4-2　組織の階層 ………………………… 153
4-3　必要・不要のマトリクス ………… 157
4-4　リスク・マネジメントのプロセス
　　　…………………………………… 162
4-5　安全管理体制組織 ………………… 165
4-6　災害の分類 ………………………… 167
4-7　複合災害の組み合わせ …………… 167
4-8　災害の構造 ………………………… 169

実践に生かす看護マネジメント

編著者	城ヶ端初子
発行人	中村雅彦
発行所	株式会社サイオ出版
	〒101-0054
	東京都千代田区神田錦町 3-6　錦町スクウェアビル 7 階
	TEL 03-3518-9434　FAX 03-3518-9435
カバーデザイン	Anjelico
DTP	株式会社メデューム
本文イラスト	株式会社メデューム
印刷・製本	株式会社 朝陽会

2019 年 8 月 10 日　第 1 版第 1 刷発行

ISBN 978-4-907176-79-2　　Ⓒ Hatsuko Jyogahana

● ショメイ：ジッセンニイカスカンゴマネジメント

乱丁本、落丁本はお取り替えします。

本書の無断転載、複製、頒布、公衆送信、翻訳、翻案などを禁じます。本書に掲載する著者物の複製権、翻訳権、上映権、譲渡権、公衆送信権、通信可能化権は、株式会社サイオ出版が管理します。本書を代行業者など第三者に依頼し、スキャニングやデジタル化することは、個人や家庭内利用であっても、著作権上、認められておりません。

JCOPY ＜出版者著作権管理機構 委託出版物＞

本書の無断複製は著作権法上での例外を除き禁じられています。複製される場合は、そのつど事前に、出版者著作権管理機構（電話 03-5244-5088、FAX 03-5244-5089、e-mail: info@jcopy.or.jp）の許諾を得てください。